AF853903

Einführung in die Aromatherapie

Michael Kraus

Einführung in die
Aromatherapie

Verlag Simon & Wahl

Einführung in die Aromatherapie

1. – 10. Tausend	April 1989
11. – 20. Tausend	Juli 1990
21. – 30. Tausend	Januar 1991
31. – 40. Tausend	Juli 1991
41. – 55. Tausend	Dezember 1991
56. – 65. Tausend	April 1992
66. – 75. Tausend	November 1992
76. – 85. Tausend	Februar 1993

© Verlag Simon & Wahl
Bahnhofstr. 4 a, 8074 Gaimersheim

Alle Rechte vorbehalten

Grafik: Titel und Zeichnungen: Anna Lauf
Satz: Münzberg Verlag, G. Kurz, Ingolstadt
Druck: Druckerei Rumpel, Nürnberg

Alle Informationen und Rezepte des Buches sind gewissenhaft geprüft. Für etwaige Fehler übernimmt der Verlag keine Haftung.

ISBN 3-923330-90-1

Inhaltsverzeichnis

Was sind ätherische Öle?

Die ätherischen Öle sind das Feinstofflichste, was die Pflanzenwelt dem Menschen schenken kann. Sie sind die Essenz, die Seele der jeweiligen Pflanze. Deshalb ist es nicht verwunderlich, daß gerade die ätherischen Öle auf die feinstofflichsten und feinfühligsten Ebenen des Menschen intensiv einwirken: Auf Seele, Gemüt, Geist und Nerven.

Die Natur der ätherischen Öle

Die ätherischen Öle entziehen sich dem wässrigen und erdigen Element und streben zu den Elementen Luft, Licht und Wärme. Von der chemischen Zusammensetzung kann man vereinfacht sagen, daß sich die ätherischen Öle aus den beiden chemischen Elementen Kohlenstoff und Wasserstoff, mit einem überwiegenden Wasserstoffanteil bilden.

Der Wasserstoff ist aber das flüchtigste Element der Erde, es strebt nach Auflösung und Ausdehnung. Der Kohlenstoff tendiert genau ins Gegenteil, in Verdichtung und Konzentration. Die ätherischen Öle vereinigen diese Gegensätze, aber immer mit der Tendenz nach Ausdehnung und Verströmen.

R. Steiner: „*Die Materie ist am meisten geistig im Dufte der Pflanzen.*“

Daraus läßt sich auch die grob vereinfachte Heilanzeige der ätherischen Öle ableiten: Verbindung und Ausgleich von Gegensätzen, Wiederherstellung, Harmonisierung des Gleichgewichts. Ein Hinauswachsen übers Irdische ins Kosmische, ins Verstehen, in die Einheit.

Der Duftsinn des Menschen

Das Duftempfinden des Menschen ist unmittelbar. Die Geruchszellen in der Nase kommen direkt mit dem Duftträger zusammen. Diese sind wiederrum direkt mit dem Teil des Gehirns verbunden, in dem Gefühle, Intuitionen, Sexualität und Gedächtnis „zu Hause“ sind.

Deshalb können bestimmte Gerüche auch sofort die damit verbundenen Erinnerungen wachrufen. Antipathie, Sympathie, jemanden „nicht riechen können", das geschieht intuitiv. Und die Nase trügt nicht. Erst auf dem Weg nach außen kann der Mensch diesen direkten Eindruck manipulieren und sich jemandem, den er nicht riechen kann, dann doch „freundlich" gegenüber verhalten.

Da der Geruchssinn so unmittelbar ist, kann er sogar unser Wegweiser durchs Leben sein, denn alles Lebendige hat seinen eigenen Duft - Erde, Pflanzen, Menschen, Tiere ... Wenn sich unser Geruchssinn wieder belebt, bildet er eine ungeahnte Möglichkeit der Orientierung. Versuchen Sie herauszufinden, welche Menschen, Orte, Pflanzen und Gerüche Ihre Nase nicht mag. Das kann eine tiefe Selbsterfahrung sein, viele Erinnerungen und Gefühle wachrufen und klären.

Machen Sie doch einmal folgendes Experiment:
Verdampfen Sie ein bestimmtes Öl in einem dunklen, nur von einer Kerze beleuchteten Zimmer. Legen Sie sich bequem hin, entspannen Sie sich und lassen Sie Eindrücke und Gefühle hochkommen. Schreiben Sie diese Eindrücke danach auf, Sie werden erstaunt sein, wieviel Sie auf diesem Weg von sich selbst erfahren.

Beachtenswert ist die Tatsache, daß beim Atmen durch die Nase, der elementare, lebensnotwendige Vorgang der Sauerstoffaufnahme immer mit dem Geruchssinn zu tun hat. Um zu leben, muß ich atmen, und durch das Atmen nehme ich Gerüche wahr, so elementar ist der Geruchssinn mit dem Lebendigen verknüpft.

Ätherische Öl-Pflanzen

Von den etwa 295 Pflanzenfamilien kommt es nur in etwa 80 - 90 zur Bildung von ätherischen Ölen und wieder nur ein Teil davon enthält so reichlich ätherisches Öl, daß sich die Gewinnung auch lohnt. Bei den meisten Pflanzen liegt die Ausbeute an ätherischen Ölen bei etwa 1 - 2 Prozent. Am höchsten ist sie bei den Gewürznelken (etwa 20 %).

Beachtenswert ist die Frage, warum und wozu eine Pflanze ätherisches Öl produziert? Hier nur einige Antworten:
Durch ihren Duft lockt die Pflanze bestäubungsfähige Insekten an. Durch ihr ätherisches Öl hält die Pflanze Schädlinge fern, nicht nur bei

sich selbst, sondern auch bei benachbarten Pflanzen. Mit der Produktion von ätherischen Ölen will die Pflanze über ihr irdisches, materielles Dasein hinauswachsen, sich auflösen und verströmen. Die Pflanze schenkt ihre Seele dem „Kosmos“ zurück.

Übersicht der Pflanzenfamilien mit den höchsten ätherischen Ölvorkommen:

Doldenblütler:	(Liebstöckel, Kümmel, Anis, Fenchel ...)
Ingwergewächse:	(Ingwer, Kalmus, Kardamom ...)
Kieferngewächse:	(Latsche, Zirbelkiefer, Edeltanne, Fichte ...)
Korbblütler:	(Kamille, Arnika ...)
Lippenblütler:	(Lavendel, Majoran, Salbei, Melisse, Minze ...)
Myrtengewächse:	(Nelke, Eukalyptus, Cajeput, Niaouli ...)
Rautengewächse:	(Limette, Orange, Zitrone, Bergamotte ...)
Rosengewächse:	(Mairose, Gallische Rose, Damaszener Rose, Bulgarische Rose ...)
Zypressengewächse:	(Zypresse, Wacholder ...)

Die ätherischen Öle befinden sich in den unterschiedlichsten Pflanzenteilen. Von der Blüte, die ihren Duft aussendet (Rose, Jasmin, ...), bis hinunter zur komprimierten, erhaltenden Wurzel (Ingwer, Baldrian ...)

Blüten:	Rose, Jasmin, Neroli, Ylang-Ylang, Tuberose, Mimose, Lavendel, Hyazinthe, Narzisse ...
Blätter:	Verbene, Rosmarin, Salbei, Patchouli, Pfefferminze, Melisse, Lemongrass ...
Samen:	Anis, Fenchel, Pfeffer, Piment, Kümmel, Cumin, Koriander, Kardamom ...
Rinde:	Sandelholz, Zedernholz, Guajakholz, Wacholderholz, Rosenholz, Zimt ...
Wurzel:	Baldrian, Kalmus, Galgant, Vetiver, Naarde, Iris ...
Früchte:	Orange, Zitrone, Pampelmuse, Bergamotte, Limone, Mandarine ...

Gewinnung der ätherischen Öle

1. Kälteextraktion

Dieses heute kaum mehr praktizierte Verfahren ist für die ganz besonders zarten und empfindlichen Blütenessenzen bestimmt. Die Blüten werden auf eine mit Rinder- oder Schweinefett dünn bestrichene Platte aufgetragen. Dort bleiben sie liegen, bis sie ihren Duft auf das Fett übertragen haben. Die verbrauchten Blüten werden entfernt und immer wieder durch neue ersetzt. Dieser Vorgang wiederholt sich so lange, bis das Fett vom Duft der Blüten gänzlich gesättigt ist.

Mit Hilfe von Alkohol wird anschließend die Duftessenz aus dem Fett gelöst. Durch Erwärmen verflüchtigt sich der Alkohol und zurück bleibt die „Absolue“ - die Blütenessenz.

2. Wärmeextraktion

Heute kaum noch angewandtes Verfahren, bei dem die Blüten in 50 - 80 Grad Celsius warmes Fett eingelegt werden. Der weitere Vorgang gleicht der Kälteextraktion.

3. Extraktion durch Lösungsmittel

Heute am häufigsten angewandtes Verfahren, um Blütenessenzen zu gewinnen. Die Blüten werden in rotierende Trommeln gegeben, in denen sich die Lösungsmittel (z.B. Alkohol, Benzol, Hexan, Petroläther) befinden.

Diese entziehen dem Pflanzengewebe das ätherische Öl. Durch schonende Erwärmung im Vakuum verflüchtigt sich das Lösungsmittel wieder. Es verbleibt eine weiche Masse, die noch Wachse enthält. Diese werden dann durch weitere Reinigungsverfahren entfernt und übrig bleibt die „Essence Absolue”.

4. Wasserdampfdestillation

Über das zerkleinerte Pflanzenmaterial wird Wasserdampf geleitet. Dadurch quillt das Pflanzengewebe auf und die ätherischen Öle werden dem Wasserdampf zugänglich. In Kühlschlangen kondensieren Wasser- und Öldämpfe. Da das ätherische Öl in Wasser unlöslich ist, schwimmt es an der Oberfläche und kann leicht abgetrennt werden.

5. Pressung

Da bei den Zitrusfrüchten die ätherischen Öle in der Schale liegen, können sie leicht durch Pressung gewonnen werden. Die Früchte werden geschält und die Schalen ausgepresst. Diese Flüssigkeit erfährt zur Gewinnung des reinen ätherischen Öles noch eine Destillation und Filtrierung.

Anwendungsmöglichkeiten von ätherischen Ölen

Innere Anwendung:

Die innere Anwendung sollte am besten nach Rücksprache mit einem erfahrenen Aromatherapeuten oder Arzt geschehen.

Am besten ist die Wirkung der Essenzen, wenn Sie 3 x täglich 1 - 2 Tropfen in Honig vor den Mahlzeiten einnehmen. Oder Sie stellen eine Mischung aus 5 % ätherischem Öl und 95 % Alkohol her, davon 20 - 30 Tropfen, 3 x täglich vor den Mahlzeiten, in ein Glas lauwarmes Wasser geben.

Geben sie zu 95 g Alkohol die folgenden Mengen an ätherischem Öl (1 g Essenz = etwa 20 Tropfen). Bei:

Blähungen:	1,5 g Anis, 1,5 g Fenchel, 1 g Kümmel, 1 g Koriander
Nervenschwäche:	1,5 g Kamille, 1,5 g Zitrone, 1 g Bergamotte, 1 g Salbei
Entzündungen:	1,5 g Salbei, 1,5 g Ysop, 1,5 g Zitrone, 0,5 g Rosmarin
Fieber:	2 g Eukalyptus, 2 g Kamille, 1 g Zitrone
Grippe:	je 1 g Salbei, Thymian, Pfefferminze, Eukalyptus, Kamille
Harnwegsinfektion:	1,5 g Thymian, 1,5 g Wacholder, 1 g Sandelholz, 1 g Salbei

Aufnahme der ätherischen Öle über die Atmung

Durch die Atmung gelangt das ätherische Öl in die Lungen. Von den Lungenbläschen verteilt es sich in die umgebenden Blutäderchen und somit in den Blutkreislauf. Wodurch das ätherische Öl in den gesamten Körper gelangt.

Über den Geruchssinn gehen bei der Einatmung durch die Nase direkte Impulse zum Gehirn, wo sie auf Stimmung, Gefühl und seelische Verfassung starken Einfluß nehmen. Für die direkte, gezielte Inhalation von Düften gibt es mehrere Möglichkeiten. Die klassische Methode:

In eine Schüssel mit sehr heißem Wasser etwa 10 Tropfen eines ätherischen Öles geben, den Kopf darüberhalten, mit einem Handtuch abdecken und die Dämpfe einatmen. Bei Erkältung hilft Eukalyptusöl, bei Schnupfen Cajeputöl, bei Husten Ysopöl ...

Eine andere Methode ist das Verdampfen mit Hilfe einer Aromalampe, wodurch die gesamte Raumatmosphäre einen bestimmten Duft bekommt. Geben Sie in die obere Schale der Lampe Wasser und etwa 10 Tropfen ätherisches Öl und entzünden Sie darunter eine Kerze. Die Flamme erwärmt das Wasser-Ölgemisch und das ätherische Öl verdunstet im Raum. Bei einer Erkältungskrankheit ist es lindernd, Eukalyptus- und Kampferöl während des Schlafes zu verdunsten, bei Nervosität Lavendel oder Rosenholz, bei Abgespanntsein Edeltanne usw.

Besonders hervorzuheben ist die Tatsache, daß durch das Verdampfen von ätherischen Ölen im Raum Bakterien und Mikroben abgetötet werden. Überall, wo viele Menschen zusammenkommen oder sich kranke Menschen befinden, wäre es segensreich, ätherische Öle zu verdampfen. In Kaufhäusern, Messehallen, Krankenhäusern werden Millionen von Krankheitserregern gemessen, die durch ätherische Öle fast völlig vernichtet werden könnten. Am stärksten keimtötend wirken: Thymian, Zimt, Salbei, Nelke, Eukalyptus, Pfefferminze, Lavendel und Zitrone.

Noch ein paar Rezepte für das Verdunsten der ätherischen Öle:

Nervosität:	je 5 Tropfen Lavendel und Rosenholz
Müdigkeit:	je 5 Tropfen Rosmarin und Salbei
Depressionen:	je 5 Tropfen Ylang-Ylang und Rosenholz
Kopfschmerzen:	je 5 Tropfen Rosmarin und Zitrone
Husten:	3 Tropfen Ysop, 3 Tropfen Thymian und 4 Tropfen Rosmarin

Erkältung:	3 Tropfen Eukalyptus, 3 Tropfen Kampfer, 2 Tropfen Cajeput, 2 Tropfen Pfefferminze
Bronchialkatharrh:	4 Tropfen Fichtennadel, 4 Tropfen Latschenkiefer, 3 Tropfen Orange bitter

Aufnahme der Öle über die Haut

Ätherische Öle können von den physiologischen Eigenschaften der Haut her sehr leicht in diese eindringen. Sie gelangen durch die Haut bis zur Interzellularflüssigkeit und weiter in das Lymphsystem. Von dort werden sie in den Blutkreislauf aufgenommen. Den ätherischen Ölen sind damit Bereiche des Körpers zugänglich, die andere Medikamente nur mit erheblichen Nebenwirkungen erreichen können. Allein schon auf der Hautoberfläche wird die desinfizierende, antiseptische und wundheilende Eigenschaft der ätherischen Öle deutlich. Warzen, mit Thuja- oder Zitronenöl behandelt, bilden sich schnell zurück. Gibt man auf eine Brandwunde oder einen Bienenstich sofort Lavendelöl, entstehen keine Schwellungen und Schmerzen. Schlechtheilende Wunden heilen, mit Salbei oder Thymian behandelt, rasch ab. Cajeput-oder Lavendelöl bei Akne angewandt, führen zu einer spürbaren Verbesserung des Hautbildes.

Für die Aufnahme der ätherischen Öle durch die Haut gibt es mehrere Möglichkeiten: Ätherische Öle mit fetten Ölen gemischt, als Körper-und Massageöl, als aromatisches Bad und als Dampfbad. Für Körper-und Massageöl verwendet man am besten kaltgepreßte fette Öle wie Mandel-, Jojoba- und Weizenkeimöl, unter Zugabe von etwa 2 - 3 % ätherischem Öl. Jojobaöl ist seiner Beschaffenheit nach ein Wachs, daher „fettet" es nicht und ist lange haltbar.

Hier einige Vorschläge:

Als Grundlage:	80 % Mandelöl, 3 % Ätherisches Öl, 7 % Weizenkeimöl, 10 % Jojobaöl
Beruhigendes Körperöl:	20 Tropfen Lavendel, 20 Tropfen Rosenholz, 20 Tropfen Canangaöl

Belebendes Körperöl:	20 Tropfen Rosmarin, 20 Tropfen Bergamotte, 20 Tropfen Zitronenöl
Kräftigendes Körperöl:	20 Tropfen Sandelholz, 20 Tropfen Cedernholz, 20 Tropfen Thujaöl
Aphrodisisches Körperöl:	20 Tropfen Ylang-Ylang, 20 Tropfen Vetiver
Entspannendes Körperöl:	20 Tropfen Jasmin, 20 Tropfen Rosenholz
Cellulite-Körperöl:	20 Tropfen Zitrone, 20 Tropfen Zypresse, 20 Tropfen Wacholderholz
Durchwärmendes Körperöl:	30 Tropfen Rosmarin, 10 Tropfen Cassia.

Ansonsten sind Ihrer Phantasie und Experimentierfreude keine Grenzen gesetzt.

Besonders groß ist die Wirkung der ätherischen Öle, wenn das Körperöl zu einer Massage benutzt wird. Durch die entspannende Wirkung der Massage öffnen sich Körper und Seele noch viel stärker den heilsamen Essenzen.

In ähnlicher Art wirken die Öle bei den aromatischen Bädern. Durch die wohlige Entspannung des Körpers im warmen Wasser erhöht sich die Aufnahmebereitschaft für die ätherischen Öle. Zur Bereitung eines aromatischen Bades ist zu bedenken, daß Wasser und ätherisches Öl keine Verbindung miteinander eingehen. Dazu bedarf es eines Emulgators. Wenn Sie dabei auf chemische Mittel verzichten wollen, besteht die Möglichkeit, natürliche Substanzen zu verwenden, nämlich Honig, Sahne, Molke und Vollmilch. Geben Sie für ein Vollbad bis zu 10 Tropfen ätherisches Öl zu einem dieser natürlichen Emulgatoren, verrühren Sie das Ganze und geben Sie es ins Badewasser.

Hier wieder einige Beispiele:

Grundlage:	50 ml Sahne
Morgenbad:	5 Tropfen Rosmarin, 3 Tropfen Ysop, 2 Tropfen Zitrone

Abendbad:	4 Tropfen Lavendel, 4 Tropfen Rosenholz, 2 Tropfen Kamille
Erkältungsbad:	5 Tropfen Eukalyptus, 3 Tropfen Salbei, 2 Tropfen Thymian
Durchwärmendes Bad:	6 Tropfen Rosmarin, 2 Tropfen Cassia, 2 Tropfen Thymian
Entspannungsbad:	4 Tropfen Rosenholz, 5 Tropfen Cananga, 1 Tropfen Jasmin
Kräftigungsbad:	4 Tropfen Salbei, 3 Tropfen Zypresse, 3 Tropfen Thuja
Kreislaufbad:	3 Tropfen Thymian, 4 Tropfen Zypresse, 3 Tropfen Ysop
Hauterkrankungsbad:	3 Tropfen Kamille, 3 Tropfen Geranium, 4 Tropfen Sandelholz

Ätherische Öle in Kosmetik und Körperpflege:

Ein großes Feld für die Anwendung von ätherischen Ölen bietet die tägliche Körperpflege. Ob selbst hergestellte Kosmetika oder Fertigprodukte auf natürlicher Basis, stets sollte die Aufmerksamkeit auch auf die enthaltenen ätherischen Öle gerichtet sein. Ich beginne einmal von oben nach unten, immer mit Rezepten zum Selbermachen.

Haarpflege:

Wenn Sie auf Tenside verzichten wollen, hier zwei natürliche Rezepte:

Shampoos:

Ei-Shampoo: 2 Eigelb, 2 Eßl. Rum, 3 Tropfen Rosmarinöl, 3 Tropfen Wacholderholzöl
Das Eigelb wird in eine Schale gegeben, der Rum und die ätherischen Öle werden mit dem Schneebesen portionsweise hinzugerührt. Nach der Wäsche mit verdünntem Apfelessig nachspülen.

Bier-Shampoo: 1 Eigelb, 50 ml Bier, 1 Eßl. Rum, 3 Tropfen Kamillenöl. Anwendung siehe voriges Rezept.

Haaröl:
Gegen Haarausfall: 100 ml Jojobaöl, 1 ml Rosmarinöl, 1 ml Wacholderöl, 0,5 ml Zypressenöl, 0,5 ml Thujaöl
Jojobaöl und die ätherischen Öle werden gemischt und kurze Zeit geschüttelt. Das Haaröl gründlich in die Kopfhaut einmassieren. Ein warmes Tuch über dem Kopf erhöht die Wirkung. Eine halbe Stunde einwirken lassen, die Haare waschen und ausspülen.
Gegen Schuppen: 100 ml Jojobaöl, 1,5 ml Zypressenöl, 1,5 ml Wacholderholzöl
Die Anwendung wie beim vorigen Rezept.

Haarpackung:

Für entzündete Kopfhaut und Schuppen:

20 g Johanniskrautöl, 1 Eigelb, 5 g Obstessig, 5 Tropfen Wacholderholzöl, 5 Tropfen Zedernholzöl

Das Eigelb in eine Schüssel geben und unter stetigem Rühren das Johanniskrautöl hinzufügen, dann den Essig und die ätherischen Öle. Die Masse wird in das trockene Haar einmassiert und mit einem warmen Tuch bedeckt. Nach einer 1/2 Std. die Packung mit einem milden Shampoo auswaschen.

Gesichtspflege:

Mundpflege:

Zahnpasta:

2 Eßl. Schlämmkreide, 2 Eßl. Milchzucker, 1 Eßl. Kieselerde, 3 Eßl. Glyzerin, 2 Tropfen Pfefferminzöl, 2 Tropfen Eukalyptusöl, 1 Tropfen Anisöl, 1 Tropfen Nelkenöl

Schlämmkreide, Milchzucker und Kieselerde werden in eine Schüssel gegeben. Mit einem Handmixer das portionsweise hinzugefügte Glyzerin unterrühren, so daß eine glatte Paste entsteht. Zum Schluß die ätherischen Öle dazugeben.

Mundwasser:

50 ml 70 %-igen Alkohol, 50 ml destilliertes Wasser, 1 ml Anisöl, 1 ml Eukalyptusöl, 0,5 ml Nelkenöl

Das Wasser zum Alkohol geben, anschließend die ätherischen Öle hinzufügen. Gut durchschütteln. Von diesem Gemisch 1 - 2 Teelöffel auf ein Glas Wasser zum Spülen und Gurgeln nehmen.

Gesichtscremes:

Bei den Gesichtscremes auch zwei Rezepte, die ohne chemischen Emulgator und Konservierer auskommen (die Haltbarkeit beträgt etwa 6 Wochen im Kühlschrank). Wer ein länger haltbares Produkt möchte, benötigt ein Konservierungsmittel.

Lavendelcreme: 10 g Bienenwachs, 6 g Kakaobutter, 20 g Lanolin,

30 g Mandelöl, 20 g Avocadoöl, 15 g Jojobaöl, 60 g Rosenwasser, 1 g Lavendelöl, 1 g Geraniumöl
Lanolin, Bienenwachs und Kakaobutter im Wassserbad schmelzen. Die Temperatur der Schmelze sollte 65 - 70 Grad Celsius betragen. Dann die fetten Öle dazugeben.
In der Zwischenzeit das Rosenwasser separat erwärmen. Wenn beide Phasen (Fett und Wasser) 65 - 70 Grad Celsius haben, wird das Wasser langsam unter stetigem Rühren zugefügt. Wenn die Creme handwarm ist, geben Sie noch die ätherischen Öle dazu. Am besten geht das mit einem Handmixer.

Lange haltbare Creme:
Wer eine lange haltbare Creme nur auf natürlicher Grundlage, ohne chemischen Emulgator und Konservierungsstoff wünscht, der kann zu folgendem Grundrezept greifen:

55 g Mandelöl, 16 g Aloe Veraöl, 15 g Jojobaöl, 10 g Bienenwachs, 2 g Rosenholzöl, 2 g Honigöl
Das Bienenwachs im Wasserbad schmelzen, dann die fetten Öle und zum Schluß die ätherischen Öle hinzufügen. Mehrfach mit einem Glasstab durchrühren und sofort abfüllen. Da die Creme kein Wasser enthält, verdirbt sie nicht so schnell. Die Haltbarkeit beträgt etwa ein Jahr. Bei der Anwendung empfiehlt es sich, in die Handfläche ein paar Tropfen Wasser zu geben und ein wenig Creme aus dem Tiegel damit zu verreiben. Auf diese Art entsteht eine Art Emulsion und der etwas „fettige“ Salbencharakter der Creme verändert sich.

Lippenbalsam:
In ähnlicher Art läßt sich sehr leicht auch Lippenbalsam herstellen:
Hier das Grundrezept:
34 g Mandelöl, 10 g Bienenwachs, 5 g Kakaobutter, 1 g Benzoeöl oder Vanilleextrakt.
Mandelöl, Bienenwachs und Kakaobutter werden im Wasserbad geschmolzen. Anschließend das ätherische Öl dazugegeben und gleich in Tiegel abfüllen.

Gesichtspackungen:

auch hier zwei natürliche Beispiele

Rosen-Schönheits-Maske: (trockene und empfindliche Haut)
2 Eigelb, 1 Eßl. Jojobaöl, 3 Tropfen Rosenöl
Eigelb und Jojobaöl verquirlen und anschließend das Rosenöl hinzufügen. Die Maske etwa 20 Minuten wirken lassen und mit reichlich lauwarmem Wasser abnehmen.

Lavendel-Honig-Packung: (fettige und unreine Haut)
2 Eßl. frisch geschrotetes Weizenmehl, 2 Eßl. Orangenblütenwasser, 1 Eßl. dünnflüssiger Honig, 5 Tropfen Lavendelöl
Mehl, Wasser und Honig (u.U. bis 40 Grad Celsius im Wasserbad erwärmen) zu einem Brei anrühren und zum Schluß das ätherische Öl hinzufügen. 20 Minuten einwirken lassen und mit reichlich lauwarmem Wasser abnehmen.

Gesichtsöl:
Als Beispiel ein fein duftendes Gesichtsöl für normale bis trockene Haut:
25 ml Avocadoöl, 18 ml Mandelöl, 5 ml Weizenkeimöl, 2 ml Carotinöl, 10 Tropfen Rosenholzöl, 5 Tropfen Lavendelöl, 5 Tropfen Ylang-Ylang-Öl
Dieses Öl ist (ohne Konservierungsstoffe) etwa 1 Jahr haltbar.

Gesichtsdampfbäder:
Gesichtsdampfbäder haben mehrere günstige Wirkungen auf die Haut: entspannend, klärend, entzündungshemmend, glättend.

Hier ein Rezept für empfindliche Haut:
Heißes Wasser in eine große Waschschüssel geben. Dazu 50 ml Rosenwasser, 5 Tropfen Kamillen- und 5 Tropfen Honigöl. Das Gesicht über die Schüssel halten und den Kopf mit einem Handtuch zudecken. So etwa 5 Minuten die Gesichtshaut den wohltuenden Dämpfen aussetzen.

Vom Gesicht zu den Händen und einer selbstgerührten Handcreme: Aloe Handcreme für strapazierte Hände:
2 Eßl. Lanolin, 3 Eßl. Kamillenöl, 1/2 Teel. Aloe-Vera-Öl, 1 1/2 Teel. 70 %-igen Alkohol, 5 Tropfen Lavendelöl
Das Lanolin im Wasserbad schmelzen, dann das Kamillenöl hinzufügen. Diese Mischung in eine Schüssel geben und das Gemisch aus Alkohol und Aloe-Vera-Öl langsam unter stetem Rühren (mit dem Schneebesen oder dem Handmixer) dazufügen, zum Schluß das ätherische Öl. Noch warm in Tiegel abfüllen.

Körperöl:

Für den gesamten Köper ist Körperöl der Körpermilch vorzuziehen, da die Körpermilch, als Verbindung aus Wasser und fetten Ölen, Emulgatoren und Konservierungsmittel enthält. Selbst bei relativ fetter und unreiner Haut sind die Körperöle noch zu bevorzugen. Hier bietet sich als Basis die Verwendung von Jojobaöl (das seiner Natur nach ein Wachs ist und nicht fettet) oder des „leichten" Aprikosen- oder Pfirsichkernöls an.

Hier 2 Rezepte:

für fette und unreine Haut:
50 ml Jojobaöl, 30 ml Aprikosenkernöl, 17 ml Mandelöl, 1 ml Geraniumöl, 1 ml Lavendelöl, 1 ml Zitronenöl

für empfindliche Haut:
40 ml Mandelöl, 30 ml Pfirsichkernöl, 27 ml Jojobaöl, 1 ml Kamillenöl, 1 ml Sandelholzöl, 1 ml Honigöl

Fußbad:

Dann sind wir schon bei den Füßen angekommen. Bei einem Fußbad für wunde, müde Füße:
Auf eine Fußbadewanne 3 Tropfen Salbei-, 3 Tropfen Rosmarin-, 3

Tropfen Fenchel- und 3 Tropfen Kamillenöl. Badedauer 10 Minuten, dann gut abtrocknen und mit dem selbstgemachten Fußelixier massieren.
Hier das Rezept für das Elixier:
50 ml Obstessig, 10 Tropfen Rosmarinöl, 10 Tropfen Zitronenöl

Parfüm:

Und zum Abschluß der Körperpflege noch das eigene Parfüm. Als Grundlage empfiehlt sich Jojobaöl. Eine weitere Möglichkeit wäre 70 prozentiger Alkohol. Geben Sie in die Basisflüssigkeit 10 % ätherische Öle. Hier zwei Rezepte (wobei der eigenen Experimentierlust keinerlei Grenzen gesetzt sind):
9 ml Jojobaöl, 15 Tropfen Sandelholzöl, 5 Tropfen Basilikumöl
Ein sehr sinnliches Parfüm, bei dem das Basilikumöl seine Gewürznatur verliert und sich wunderbar mit dem Sandelholz verbindet.
9 ml Jojobaöl, 15 Tropfen Geraniumöl, 5 Tropfen Moosöl
Das Moosöl nimmt dem Geraniumöl das hervorstechende Süße und verbindet die Mischung zu einer geheimnisvollen Harmonie.

Am Ende dieses Abschnittes eine Übersicht, welche ätherische Öle für welchen Hauttyp geeignet sind:

normale bis fette Haut:
Bergamotte, Eukalyptus, Geranium, Lavendel, Kampfer, Thymian, Salbei, Orange, Zitrone, Petitgrain

normale bis trockene Haut:
Rose, Cananga, Palmarosa, Ylang-Ylang, Rosenholz, Rosmarin, Tuberose

empfindliche Haut:
Kamille, Honig, Sandelholz, Hopfen, Melisse, Lavendel

Hygiene allgemein:

Durch ihre keimtötenden Eigenschaften (z.B. tötet 1 ml Thymianöl sämtliche Mikrobenkulturen von 1 l stark verseuchtem Wasser) sind die ätherischen Öle bestens geeignet als Beigabe zum Putz- und Wischwasser. Zum Desinfizieren eignet sich hervorragend ein Blumensprüher, in den man eine Lösung aus 50 % Alkohol, 45 % Wasser und 5 % Lavendelöl gibt. Damit die Gegenstände besprühen, die man desinfizieren möchte. Noch ein Tip zum Gutriechen: ätherische Öle als Zugabe in die Waschmaschine (etwa 20 - 25 Tropfen) lassen die Wäsche herrlich duften. Z.B. Lemongras-, Lavendel-, Rosenholzöl, oder 1 - 2 Tropfen ätherisches Öl als Zugabe zum Wasser des Dampfbügeleisens.

Schädlingsbekämpfung:

Ätherische Öle lassen sich auch vielfältig in der Bekämpfung von Pflanzenschädlingen verwenden. Die ersten Landwirte beginnen, Pflanzen, die einen Schädlingsbefall aufweisen, mit stark verdünnten ätherischen Ölen zu besprühen. Das Gleiche ist auch zu Hause möglich, z.B. bei Blattläusen. Besprühen Sie befallene Pflanzen mit einer Lösung aus 99 % Wasser und 1 % Lavendel- oder Wurmsamenöl, oder geben Sie 1 Tropfen der Essenz ins Gießwasser.
Schon seit Urzeiten ist die Verwendung von Lavendel gegen Kleidermotten bekannt. Füllen Sie eine Handvoll Lavendelblüten in einen Strumpf, geben Sie 10 Tropfen Lavendelöl auf die Blüten und verknoten Sie den Strumpf. Dieses Lavendelsäckchen legen oder hängen Sie in den Kleiderschrank. Alle 1 - 2 Wochen wieder ein paar Tropfen Lavendelöl auf das Säckchen geben.
Auch zur direkten Abwehr von Insekten leisten die ätherischen Öle gute Dienste. An Sommerabenden, wenn sich Schnaken und Mücken ihre Opfer suchen, verdunsten Sie in Ihrer Aromalampe eine Mischung aus 1 Teil Nelke, 1 Teil Lavendel und 1 Teil Eukalyptus.
Oder mischen sie auf 100 ml fettes Öl 1 ml Lavendel-, 1 ml Zedern- und 1 ml Nelkenöl und reiben sich damit ein. Die Insekten werden Sie verschonen!

Aromatisierung von Speisen und Getränken

Die Verwendung von ätherischen Ölen in Speisen und Getränken steht erst ganz am Anfang ihrer Entwicklung. Schon in nächster Zukunft wird es in vielen Haushalten statt der trockenen Streugewürze eine große Anzahl von kleinen Fläschchen mit ätherischen Ölen geben. Die deutlichen Vorteile dieser Öle liegen auf der Hand:

1. Die Essenzen sind fast unbegrenzt haltbar und verlieren auch über Jahre nichts von ihrer Würzkraft, die Trockengewürze verlieren meist schon nach 1/2 Jahr vieles von ihrem Aroma.

2. Die Würzintensität ist um vieles stärker und durchdringender. Es ist wirklich jedem zu empfehlen, es einmal auszuprobieren. Das Ergebnis ist ein vollkommen neues, „umwerfendes" Geschmackserlebnis.

3. Die ätherischen Öle sind sehr praktisch verwendbar und absolut platzsparend. Das Würzspektrum, das sonst ein ganzes Schrankfach füllt, paßt auf ein kleines Wandbord.

Mit dem Aromatisieren von Speisen gehen Genießen und Heilen (bzw. Vorbeugen) Hand in Hand, denn die Verwendung von ätherischen Ölen in Speisen und Getränken ist ja auch eine Art Aromatherapie.

Z.B. macht die Beigabe von Kümmelöl zu Sauerkraut oder Weißkohl die Speisen viel leichter verdaulich, Koriander wirkt magenstärkend und leicht durchwärmend, Zitrone wirkt antiseptisch und belebend.

Hier einige Beispiele für das Vollwert-Kochen mit ätherischen Ölen:

Sellerie-Gratin: (für 4 Personen)

600 g Knollensellerie, 600 g Steckrüben, 500 g Kartoffeln, 1/2 l Schlagsahne, Salz, 3 Tropfen Pfefferöl, 5 Tropfen Muskatnußöl, 2 Eßl. Kürbiskerne

Zubereitung:

1. Sellerie, Steckrübe und Kartoffeln putzen, schälen, waschen und in

etwa gleich große, sehr dünne Scheiben schneiden. Schlagsahne mit Salz, Pfefferöl und Muskatnußöl verrühren.
2. Gemüse in eine gefettete Auflaufform (flach und breit) schichten. Sahne darübergießen, so daß das Gemüse gerade bedeckt ist. Mit Kürbiskernen bestreuen. Im vorgeheizten Backofen (E-Herd 200 Grad C / Gas Stufe 3 / Umluft 175 Grad) 1 - 1 1/4 Stunden goldbraun backen.

Bandnudeln in Walnußbutter: (für 4 Personen)

250 g Walnußkerne, 1 Knoblauchzehe, 400 g Vollkornbandnudeln, 200 g saure Sahne, Salz, 100 g Butter, 2 Tropfen Pfefferöl, 3 Tropfen Basilikumöl

Zubereitung:

Walnußkerne grob hacken, Knoblauchzehe pellen und sehr fein würfeln. Die Nudeln nach Vorschrift auf der Packung in kochendem Salzwasser garen. Butter zerlassen und die Walnußkerne und den Knoblauch darin erhitzen. Nudeln abgießen, abtropfen lassen und mit der Nußbutter vermischen. Die ätherischen Öle in 200 ml saure Sahne geben und verrühren. Den Walnußkernen beigeben und mit Salz abschmecken.

Ungarische Sauerkrautsuppe: (für 4 Personen)

200 g Kartoffeln, 2 Zwiebeln (60 g), 1 rote Paprikaschote (200 g), 100 g Butter, 1 Tl. Rosenpaprika, 2 Eßl. Paprikamark, 400 g frisches Sauerkraut, 1 Eßl. Apfeldicksaft, 3 Tropfen Pfefferöl, 3 Tropfen Kümmelöl, 1 Tropfen Korianderöl, Salz, 1 l Gemüsebrühe (Paste), 5 Scheiben Roggenzwieback, 1 Knoblauchzehe, 100 g Crème fraîche

Zubereitung:

1. Kartoffeln waschen und schälen. Zwiebeln pellen, Paprikaschote waschen, halbieren und entkernen. Kartoffeln, Zwiebeln und Paprika in kleine Würfel schneiden.
2. 50 g Butter in einem Topf zerlassen. Gemüse darin bei milder Hitze 15 Minuten andünsten. Paprikapulver und Paprikamark unterrühren, dann das Sauerkraut zugeben. Mit Apfeldicksaft, Pfefferöl, Kümmelöl,

Korianderöl und Salz würzen, dann die Brühe zugießen und einmal aufkochen lassen.
3. Zugedeckt bei milder Hitze 20 - 30 Minuten kochen lassen.
4. In der Zwischenzeit den Zwieback grob zerbröseln. Restliche Butter zerlassen. Knoblauch pellen und durch die Presse drücken. Brösel und Knoblauch in der Butter unter Wenden anrösten.
5. Suppe abschmecken, in Teller füllen. Crème fraîche auf die Suppenteller verteilen und mit den Bröseln bestreuen.

Feldsalat: (für 4 Personen)

175 g Feldsalat, 40 g Walnußkerne, 1 Eßl. Balsamessig, Salz, 1 Tropfen Pfefferöl, 1 Tropfen Origanoöl, 1 Tropfen Majoranöl, 2 Eßl. Walnußöl

Zubereitung:
1. Feldsalat gründlich waschen und putzen. Gut abtropfen lassen.
2. Die ätherischen Öle in das Walnußöl geben und verrühren. Den Essig, eine Prise Salz und die feingehackten Walnüsse hinzufügen. Diese Soße über den Feldsalat geben.

Desserts:

Bananen-Schichtspeise: (für 4 - 6 Personen)

1 1/2 Packungen (75 g) Löffelbiskuits, 3 Eßl. Bananenlikör, 4 Bananen, 1 unbehandelte Zitrone, 400 g Doppelrahm-Frischkäse, 2 Eigelb, 50 g flüssigen Honig, 1 Vanilleschote, 1 Tl. Carobpulver, 3 Tropfen Cardamomöl, 3 Tropfen Zimtöl, 3 Tropfen Zitronenöl

Zubereitung:
1. Einen Teil der Löffelbiskuits halbieren und den Rand einer Form damit auslegen. Restliche grob zerschneiden und auf den Boden der Form legen. Mit Likör beträufeln. 3 Bananen in Scheiben schneiden und auf den Biskuits verteilen.
2. Zitronenschale abreiben und Saft ausdrücken. Frischkäse, Eigelb,

Zitronenschale, Cardamom-, Zimt- und Zitronenöl mit der Häfte des Saftes, dem Honig und dem Mark der Vanilleschote verrühren. Auf die Bananen streichen. Ca. 1 Stunde kalt stellen.
3. Restliche Banane in Scheiben schneiden und mit etwas Zitronensaft beträufeln. Auf die Creme legen und mit Carob bestäuben.

Kokos-Ananas-Ringe: (für 4 Personen)

1 kleine Ananas (800 g), 100 g Kokosraspeln, 1 Glas Aprikosenkonfitüre (450 g) - ohne Zuckerzusatz -, 1/4 l Schlagsahne, 1 Vanilleschote, 250 g Himbeeren, 2 Tropfen Zimtöl, 2 Tropfen Cardamomöl
Zubereitung:
1. Ananas quer in 8 Scheiben schneiden, schälen, den Strunk in der Mitte ausstechen, die Scheiben halbieren.
2. Kokosraspeln in einer Pfanne ohne Fett goldbraun rösten. Aprikosenkonfitüre bei milder Hitze schmelzen lassen.
3. Ananasscheiben erst in der Aprikosenkonfitüre, dann in den Kokosraspeln wenden.
4. Schlagsahne mit Vanillemark steif schlagen. Himbeeren unter Zugabe von Zimt- und Cardamomöl pürieren.
5. Ananasscheiben mit der Sahne und den Himbeeren servieren.

Gebäck:

Fruchtiges Korianderbrot:

600 g Roggenvollkornmehl, 400 g Weizenvollkornmehl, ein Würfel Hefe, 4 Tropfen Korianderöl, 3 Tropfen Zimtöl, 3 Tropfen Zitronenöl, 100 g getrocknete Aprikosen, 100 g getrocknete Birnen, 100 g getrokknete Pflaumen, 2 eingelegte Ingwerknollen, 2 Eßl. Aprikosenkonfitüre, Mehl zum Ausrollen, Fett für die Form
Zubereitung:
1. Zuerst 600 ml Wasser leicht erwärmen. Hefe hineinrühren. Ca. 5

Minuten gehen lassen. Mehlmischung und ätherische Öle dazurühren und zu einem glatten Teig kneten. Abgedeckt 30 Minuten gehen lassen.
2. Trockenfrüchte und Ingwerknollen grob zerkleinern.
3. Brotteig nochmals durchkneten. Teig auf einer bemehlten Arbeitsfläche zu einem 50 x 30 cm großen Rechteck ausrollen. Aprikosenkonfitüre erwärmen. Teig damit einstreichen. Früchtemasse darauf verteilen. Den Teig von der Längsseite her aufrollen.
4. In eine gefettete Springform mit Rohrboden-Einsatz setzen. Teigenden zusammendrücken. Teig mit einem Messer rundum einschneiden. Nochmals 30 Minuten gehen lassen.
5. Im vorgeheizten Backofen (E-Herd 200 Grad / Gas Stufe 3 / Umluft 180 Grad) ca. 45 Minuten backen.

Apfel-Pflaumenkuchen mit Kardamom (für 8 Stücke)

6 Eßl. Öl, 600 g säuerliche Äpfel, 350 g Backpflaumen ohne Steine, 6 Tropfen Kardamomöl, 100 g Honig, 1 Vanilleschote, 3 Eier, 150 g Vollkornmehl, 1/4 l Milch, 30 g Mandelblättchen, 1/4 l Schlagsahne

Zubereitung:

1. Eine Pieform (26 cm Durchmesser) mit 1 Eßl. Öl ausfetten. Äpfel schälen und in dünne Spalten schneiden, Pflaumen vierteln. Obst in die Form geben. Backofen auf 225 Grad (Gas 4) vorheizen.
2. Kardamomöl, Vanillemark, Honig, restliches Öl, Eier und Mehl zu einem Teig verarbeiten. Zuletzt die Milch zufügen. Den Teig über das Obst gießen. Form auf die 2. Einschubleiste von unten stellen und 35 - 40 Minuten backen. Nach 30 Minuten die Mandeln überstreuen.
3. Sahne steif schlagen, mit einem Tropfen Kardamomöl würzen und zum lauwarmen Kuchen servieren.

Süßspeisen wie Puddings, Cremes, Aufläufe ..., lassen sich ganz einfach durch die Zugabe von ätherischen Ölen verfeinern (z.B. Zitronen-, Mandarinen-, Orangen-, Zimt-, Cardamomöl ...).

Getränke:

Aromatisierung von Tees:

Schon lange Zeit werden ätherische Öle dazu verwandt, Tees zu aromatisieren. Wer kennt sie nicht: Earl Grey (Bergamotte), Zimt-, Orangen-, Zitronen-Tee ...
Aber auch zu Hause kann ganz leicht aus einem einfachen schwarzen Tee ein Earl Grey werden. Dafür zwei Methoden. Geben Sie in Ihre Aromalampe ätherisches Bergamotteöl und hängen Sie in geringer Höhe darüber ein Sieb mit dem schwarzen Tee. Nach kurzer Zeit hat der Tee ein ganz feines Earl Grey Aroma bekommen.
Die zweite Methode: Sie geben in eine halb gefüllte Teedose 2 - 3 Tropfen Bergamotteöl und schütteln diese mehrfach. Der Nachteil ist hier, daß sich das Aroma nicht so gleichmäßig wie beim ersten Beispiel verteilt.

Aromatisierung von Kaffee:

Wenn Sie das Kaffeepulver in den Filter gegeben haben, fügen Sie noch folgende Zutaten hinzu: 1 Tropfen Cardamomöl, 1/2 Teel. Kakao, 1 Prise Salz und wie gewohnt überbrühen.

Aromatisierung von Milch:

Geben Sie einfach auf ein Glas Milch einen Tropfen der Essenz, mit der Sie aromatisieren wollen. Z.B. Cardamom, Mandarine, Orange ... kurz umrühren und schon ist der Milchshake fertig!

Aromatisieren von Alkohol:

Ein Tropfen Anisöl in den Korn gegeben, läßt einen Ouzo entstehen. Ein Tropfen Angelikaöl läßt aus einem Cognac einen Magenbitter werden ...

Ätherische Cocktails:

Aber auch für ätherische Cocktails gibt es genug Rezepte:

Heaven Above: (für 2 Portionen)
4 Eßl. Ettaler Klosterlikör (gelb), 4 Eßl. Grand Marnier, 4 Eßl. Orangensaft, 4 Eßl. Sahne, 1 Tropfen Orangenöl bitter

Blue Sky: (für 2 Portionen)
2 Eßl. Gin, 2 Eßl. Crème de Bananes, 2 Eßl. Zitronensaft, 4 Eßl. Sahne, 1 Tropfen Limettenöl

Tangerine Dream: (für 2 Portionen)
8 Eßl. Wodka, 6 Eßl. Amaretto, 4 Eßl. Sahne, 1 Tropfen Mandarinenöl

Zubereitung:
1. Schritt
Zwei bis drei große, ganz trockene Eiswürfel in den Shaker geben
2. Schritt
Den im Rezept angegebenen Likör, Schnaps oder Saft und das ätherische Öl daraufgießen.
3. Schritt
Die flüssige Schlagsahne dazugeben, kurz und kräftig schütteln. Ohne Eis ins Glas gießen.

Die Beschreibung der einzelnen Essenzen

Es werden immer wieder einzelne Anwendungsarten auftauchen. Um sie nicht jedesmal erklären zu müssen, stehen sie gesammelt hier am Anfang des Kapitels.

Innerliche Einnahme:
1 - 2 Tropfen 3 mal täglich einnehmen. Höchstens 3 - 4 Wochen lang. Entweder die Tropfen auf einen Löffel mit Honig geben und im Mund zergehen lassen. Oder eine Mischung herstellen aus 95 % Alkohol und 5 % ätherischem Öl. Davon 20 - 30 Tropfen in ein Glas lauwarmes Wasser geben. 3 mal täglich vor den Mahlzeiten trinken.

Verdampfung und Inhalation:
Geben Sie in die mit Wasser gefüllte Schale einer Aromalampe etwa 10 Tropfen ätherisches Öl.
Geben Sie in eine mit heißem Wasser gefüllte Waschschüssel 10 Tropfen ätherisches Öl, halten Sie den mit einem Handtuch abgedeckten Kopf darüber und inhalieren Sie die Dämpfe.

Körper- und Massageöle:
Mischen Sie 97 % fettes kaltgepreßtes Öl (Mandel-, Avocado-, Weizenkeim-, Jojobaöl ...) mit etwa 3 % ätherischem Öl. Bei Kindern genügt etwa 1 % ätherisches Öl.

Badeöl:
Geben Sie auf 50 ml süße Sahne 10 - 15 Tropfen ätherisches Öl. Verschütteln Sie die Mischung und geben Sie sie ins Badewasser. Die Sahne kann auch durch 25 ml flüssigen Honig ersetzt werden. Kinderbäder geringer dosieren.

Kompresse:
Ein großes Leinentuch wird in warmes Wasser getaucht, in das etwa 10

Tropfen ätherisches Öl gegeben wurde. Danach wringt man es aus und legt es auf die betroffene Stelle. Mit einem zusätzlichen, trockenen Tuch abdecken.

Gurgelwasser:
Auf ein Glas lauwarmes Wasser 3 Tropfen der Essenz geben und 2 - 3 Minuten damit gurgeln.

Salbe:
86 % fettes kaltgepreßtes Öl, 10 % Bienenwachs, 4 % ätherisches Öl. Fettes Öl und Bienenwachs bis 65 Grad erwärmen, dann ätherisches Öl dazugeben und abkühlen lassen.

Seelische Anwendung:
Am besten hat sich hier die Verdampfung mit der Aromalampe bewährt, aber auch Bäder und Massagen sind sehr wirksam.

Angelika (Engelwurz)

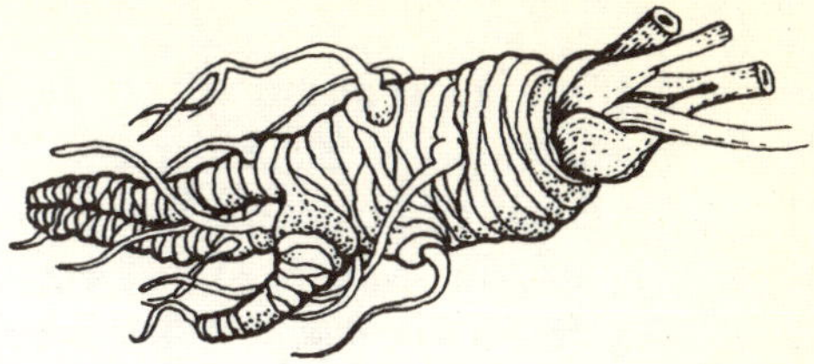

Pflanzenfamilie: Doldenblütler
Vorkommen: Mitteleuropa
Gewinnung: Wasserdampfdestillation
Pflanzenteile: Wurzeln und Samen

Innere Anwendung:
Blutreinigend, kräftigend, desinfizierend.
Bei Verdauungsschwierigkeiten, Blähungen, Mattigkeit, Schwäche, Appetitlosigkeit, Blutarmut, Magengeschwüren, Menstruationsbeschwerden.
Äußere Anwendung:
Zum Einreiben bei rheumatischen Beschwerden und Entzündungen der Haut. Früher als Pestmittel verwendet.
Psychisch - seelische Wirkungen:
Bei Depressionen, Antriebslosigkeit und Minderwertigkeitsgefühlen. Angelikaöl bewirkt am stärksten von den beschriebenen ätherischen Ölen die Anregung der Ich-Kräfte. Es führt zurück zu den eigenen Wurzeln, zur eigenen Mitte. Dadurch geschieht auch eine starke Abwehr von Krankheiten und schädigenden Einflüssen.

Anis

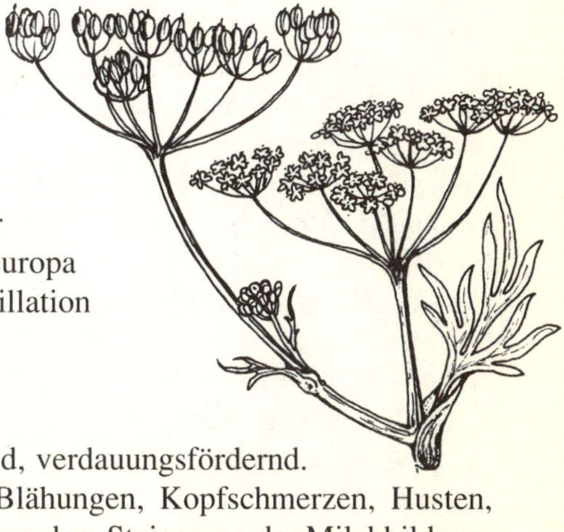

Pflanzenfamilie: Doldenblütler
Vorkommen: Mittel- und Südeuropa
Gewinnung: Wasserdampfdestillation
Pflanzenteile: Samen

Innere Anwendung:
Magenerwärmend, krampflösend, verdauungsfördernd.
Bei Verdauungsbeschwerden, Blähungen, Kopfschmerzen, Husten, Bronchitis, Menstruationsbeschwerden. Steigerung der Milchbildung.

Äußere Anwendung:
Bestandteil von Zahncreme.
Verdampfung bei Husten und anderen Erkältungskrankheiten.
Zugabe zum Massageöl bei Magen- und Darmbeschwerden.
Psychisch - seelische Wirkungen:
Balsamisches Lösen von angestauten Ängsten, Befürchtungen und Negativität. Stärkt das Vertrauen in die eigene Kraft. Anisöl ist eine wohltuende Hilfe bei allen Verdauungsschwierigkeiten der Seele. Es hilft unbewältigte Gefühle zu verarbeiten, in einer geborgenen, aufnehmenden Atmosphäre.

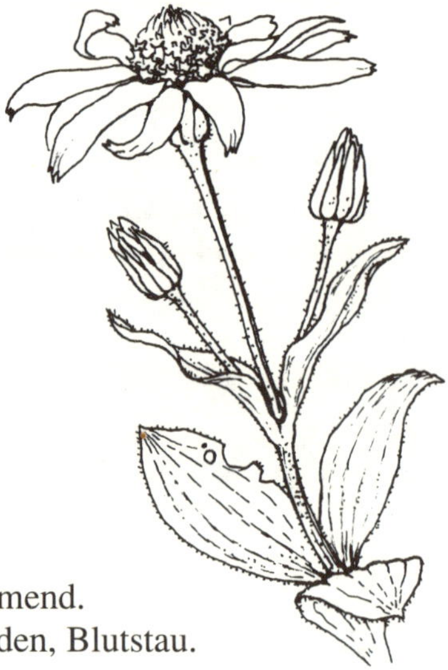

Arnika

Pflanzenfamilie: Korbblütler
Vorkommen: Mitteleuropa
Gewinnung: Wasserdampfdestillation
Pflanzenteile: Blüten

Innere Anwendung:
Anregend, auflösend, entzündungshemmend.
Bei Übelkeit, rheumatischen Beschwerden, Blutstau.
Äußere Anwendung:
Kompresse oder in Salbe eingearbeitet, bei schlechtheilenden Wunden, Prellungen, Verstauchungen, Blutergüssen und Hautentzündungen.
Psychisch - seelische Wirkungen:
Bei schockartigen Zuständen, seelischen Wunden und Schmerzen. Gleich nach seelischen Verletzungen angewandt, beschleunigt Arnikaöl die Heilung erheblich. Es ist immer dann angezeigt, wenn sich im seelischen Bereich in irgend einer Form etwas anstaut und dadurch Spannungen entstehen.
Besonderheiten: Bei allen Ereignissen, die ein Trauma hervorrufen können: Operationen, Unfälle, Geburten, Tod.

Baldrian

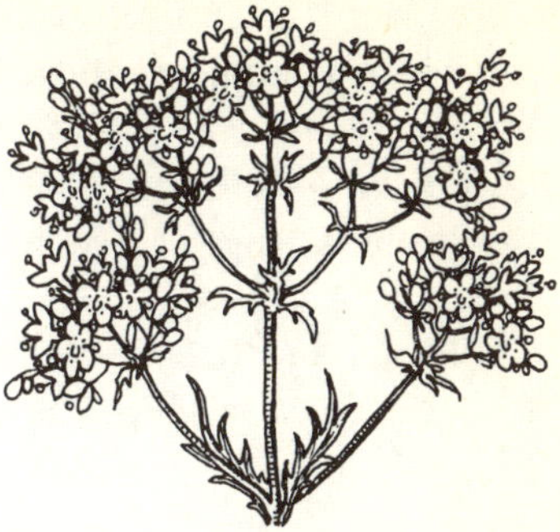

Pflanzenfamilie: Doldenblütler
Vorkommen: Mitteleuropa
Gewinnung: Wasserdampfdestillation
Pflanzenteile: Wurzel

Innere Anwendung:
Beruhigend, entkrampfend, leicht betäubend.
Bei Schlaflosigkeit, Überreizung, nervösen Herz-, Kreislauf- und Magenbeschwerden.
Äußere Anwendung:
Salbenzubereitung, bei nervöser, überempfindlicher Haut.
Schlafförderndes Bad.
Massageöl bei Koliken.
Psychisch - seelische Wirkungen:
Bei Ruhelosigkeit und dem Gefühl, im Materiellen verlorengegangen zu sein, führt Baldrian wieder zurück zu uns selbst, zur inneren Ruhe, zur Geborgenheit. Bei Wutausbrüchen und Gereiztheit.

Basilikum

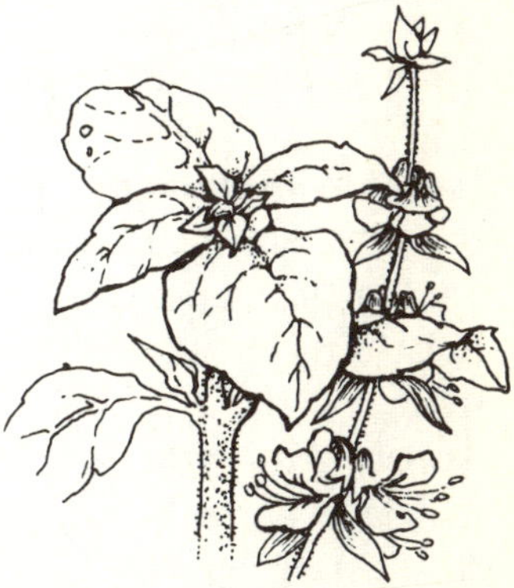

Pflanzenfamilie: Lippenblütler
Vorkommen: Mittel- und Südeuropa
Gewinnung: Wasserdampfdestillation
Pflanzenteile: Kraut

Innere Anwendung:
Magenstärkend, krampflösend, darmreinigend.
Bei Verdauungsschwäche, Darminfektion, Menstruationsbeschwerden, Schlafstörungen, Migräne, Keuchhusten, Nierenträgheit, Fieber.
Äußere Anwendung:
Verdampfung bei Verlust des Riechsinnes durch chronischen Schnup-

fen. Haartonikum bei Haarausfall.
Speisegewürz.

Psychisch - seelische Wirkungen:
Bei leichten Angstzuständen und Depressionen.
Bei geistiger Überanstrengung und Erschöpfung. Immer, wenn das Gefühl auftaucht „Das schaff´ ich nicht“, gibt Basilikumöl das Vertrauen in die eigenen Möglichkeiten zurück.

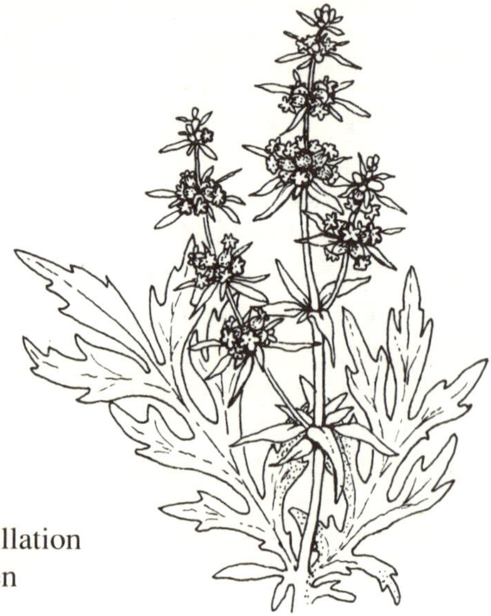

Beifuss

Pflanzenfamilie: Korbblütler
Vorkommen: Mitteleuropa
Gewinnung: Wasserdampfdestillation
Pflanzenteile: Blätter und Blüten

Innere Anwendung:
Stärkend, anregend, verdauungsfördernd, appetitanregend, krampflösend, menstruationsfördernd.
Bei Unfruchtbarkeit, Frauenleiden, Nervenschwäche, Epilepsie, Hysterie.

Äußere Anwendung:
Als Badezusatz für Kräftigungsbäder.
Als Speisegewürz.
Mit fettem Öl gemischt als Einreibung bei Hautparasiten.

Psychisch - seelische Wirkungen:
Beifussöl schenkt Kraft und Klarheit. Nur in dieser Verbindung kann die Kraft sich frei von Willkür und Härte entfalten und die Klarheit kann sich materialisieren und für andere Menschen erkennbar werden.

Bergamotte

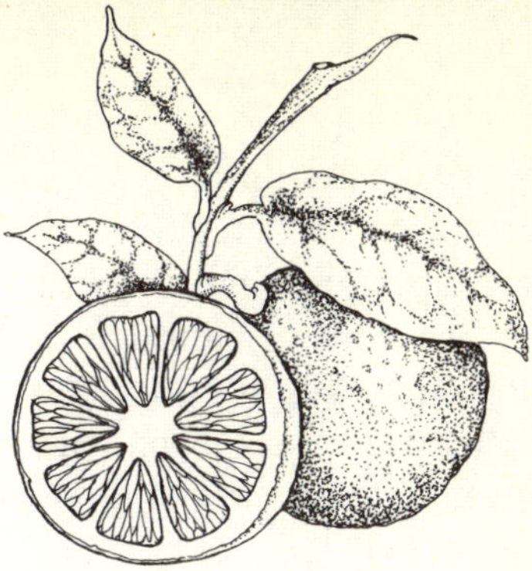

Pflanzenfamilie: Rautengewächs
Vorkommen: Südeuropa
Gewinnung: Kaltpressung
Pflanzenteile: Schale

Innere Anwendung:
Antiseptisch, fiebersenkend, schmerzlindernd, krampflösend.
Bei Blähungen, Darm- und Atemwegsinfektionen, hohem Fieber, Appetitlosigkeit, Unterleibsinfektionen.
Äußere Anwendung:
In Körperpflegeprodukten wirkt es antiseptisch.
Hilfreich bei Akne und unreiner, fetter Haut.
Gurgeln bei Halsentzündungen und Infektionen der Mundhöhle.
Kompresse bei schlecht heilenden Wunden.
Psychisch - seelische Wirkungen:
Antidepressivum.
Steigert Selbstvertrauen. Bei Abgeschlagenheit wirkt es aufbauend und kräftigend, während es bei starker nervlicher Anspannung ausgleichend und entspannend wirkt.
Bergamotteöl hilft beim Befreien von äußerem Druck. Es läßt einen freien luftigen Raum entstehen, in den äußere Erwartungen und Ansprüche keinen Eingang finden.
Besonderheiten: Hilfe zur Raucherentwöhnung. Inhalation und Einnahme kombiniert.

Bohnenkraut

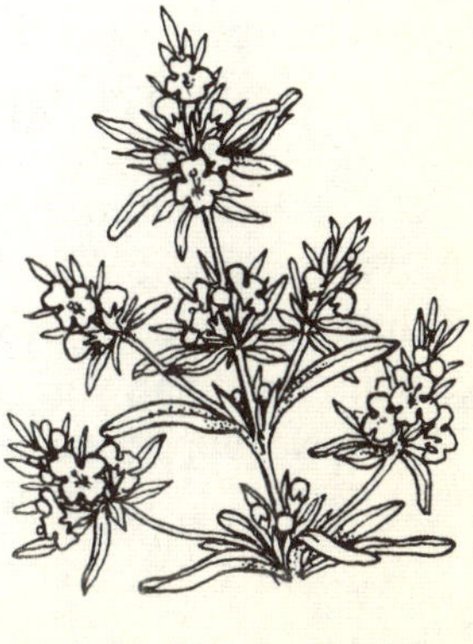

Pflanzenfamilie: Lippenblütler
Vorkommen: Mittel -und Südeuropa
Gewinnung: Wasserdampfdestillation
Pflanzenteile: Kraut und Blüten

Innere Anwendung:
Krampflösend, schleimlösend, verdauungsfördernd.
Bei Magen -und Darminfektionen, Blähungen, Durchfall, Darmparasiten, Bronchitis, Asthma, sexueller Schwäche.
Äußere Anwendung:
Kompresse bei schlecht heilenden Wunden.
Bei Insektenstichen aufgetragen, verhindert es Schwellungen und Schmerzen.
Gurgeln bei Halsschmerzen.
Speisegewürz.
Psychisch - seelische Wirkungen:
Kräftigend, entspannend, den Intellekt anregend. Bei geistiger Abgeschlagenheit.
Bohnenkrautöl besitzt eine entspannende Wirkung, die aber zum aktiven Tun überleitet. Ein hervorragendes Öl, um in einer scheinbar unlösbaren Situation wieder neue Energie zu schöpfen, und dann doch noch eine Lösung zu finden.

Cajeput

Pflanzenfamilie: Myrtengewächs
Vorkommen: Indonesen, Malaysia
Gewinnung: Wasserdampfdestillation
Pflanzenteile: Blätter

Innere Anwendung:
Entzündungshemmend, krampflösend, schleimlösend.
Bei Erkältung, Schnupfen, Bronchitis, Asthma, Harnwegsinfektionen, Menstruationsbeschwerden.
Äußere Anwendung:
In Cremes und Salben. Bei Neuralgien und Rheuma. Inhalieren bei Kehlkopfentzündung. Bei Zahnschmerzen auf den betroffenen Zahn geben. Verdünnt bei Hautkrankheiten als Kompresse und Waschung (Akne, Schuppenflechte).

Psychisch-seelische Wirkungen:
Bei Verwirrung und Entscheidungslosigkeit wieder Klarheit verschaffend. Zum Bewußtwerden, zum Erkennen von Ursachen und Zusammenhängen. Wenn eine Zeit eintritt, wo der Mensch plötzlich aus seiner Kontinuität gerissen wird, wo ihm der Teppich unter den Füßen weggezogen wird.

Citronella

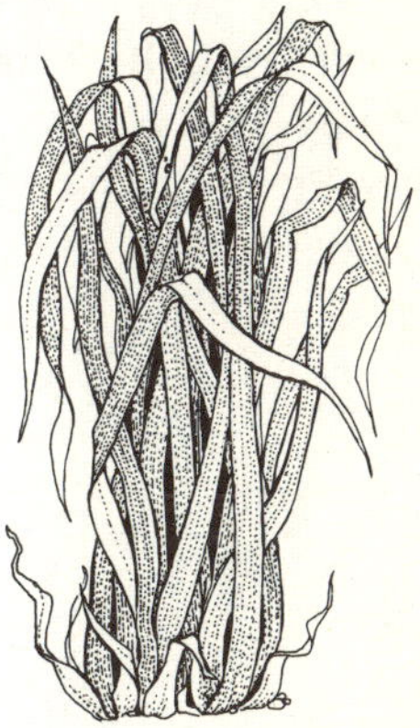

Pflanzenfamilie: Süßgras
Vorkommen: Ceylon, China
Gewinnung: Wasserdampfdestillation
Pflanzenteile: Blätter

Innere Anwendung:
Blutreinigend, anregend, erfrischend. Bei Stirnhöhlenkatarrh, Schnupfen, Kopfschmerzen, Abgeschlagenheit.
Äußere Anwendung:
Kompressen zur Belebung und Erfrischung. Verdunstung bei Müdigkeit und schlechter Raumluft (Tabakrauch).
Psychisch-seelische Wirkungen:
Wirkt bei Lebensunlust, Überdruß und Depressionen anregend, aufhellend, durchwärmend. Es löst seelische Erstarrung, das Leben fließt zurück.

Cumin

Pflanzenfamilie: Doldenblütler
Vorkommen: Indien
Gewinnung: Wasserdampfdestillation
Pflanzenteile: Samen

Innere Anwendung:
Appetitanregend, verdauungsfördernd, krampflösend.
Bei Magenverstimmung, Darmparasiten und Menstruationsbeschwerden.
Äußere Anwendung:
Bei Hautparasiten als Waschung oder Kompresse.
Psychisch-seelische Wirkungen:
Hilft beim Verdauen von ungelösten seelischen Problemen und Ängsten. Fordert ganz stark die „Ich-Kräfte" heraus. Schenkt Vertrauen, die anstehenden Aufgaben lösen zu können.

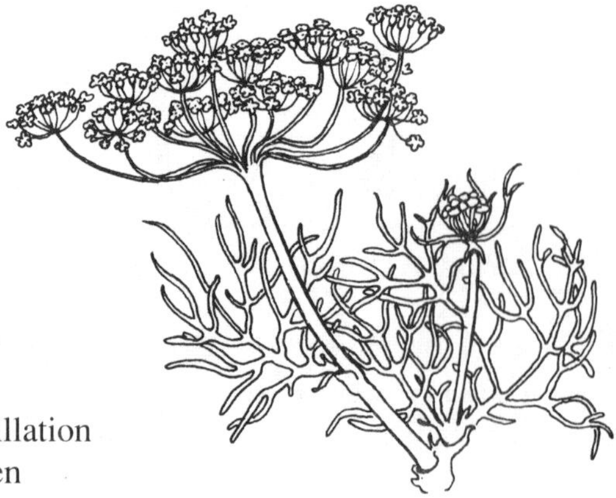

Dill

Pflanzenfamilie: Doldenblütler
Vorkommen: Mitteleuropa
Gewinnung: Wasserdampfdestillation
Pflanzenteile: Blätter und Blüten
Innere Anwendung:
Antiseptisch, krampflösend, blähungstreibend, verdauungsfördernd, die Milchsekretion fördernd.
Bei Koliken, Verdauungsbeschwerden, Blähungen, Magen- und Darmerkrankungen.
Äußere Anwendung:
Als Beigabe zu Massageölen für Kinder, die unter Blähungen und Koliken leiden.
Als Speisegewürz.
Psychisch-seelische Wirkungen:
Das Dillöl ist eines der mildesten Anregungsmittel für die seelische Verdauung. Geeignet für zarte, empfindsame Menschen, bei denen ein starkes Stocken im Energiefluß eingetreten ist. Auf fast unmerkliche Art und Weise hilft das Dillöl beim Überwinden dieser Blockade

Edeltanne

Pflanzenfamilie: Kieferngewächs
Vorkommen: Mitteleuropa
Gewinnung: Wasserdampfdestillation
Pflanzenteile: Nadeln
Innere Anwendung:
Hustenlindernd, durchblutungsfördernd, antiseptisch, anregend, kräftigend, schleimlösend.
Bei Erkältungen und Infektionen der Luftwege, Bronchitis, Rheuma, Lebererkrankungen.
Äußere Anwendung:
Zusatz zu Erkältungs- und Rheumabädern. Verdampfung bei Erschöpfungs- und Erkältungskrankheiten. In Brustbalsamen.
Psychisch - seelische Wirkungen:
Entspannend, regenerierend, balsamisch, kräftigend und anregend bei seelischer Erschöpfung.
Nach schweren Enttäuschungen schenkt das Edeltannenöl den Mut und die Stärke zurück, sich dem Auf und Ab des Lebens, wieder von Neuem zu stellen.

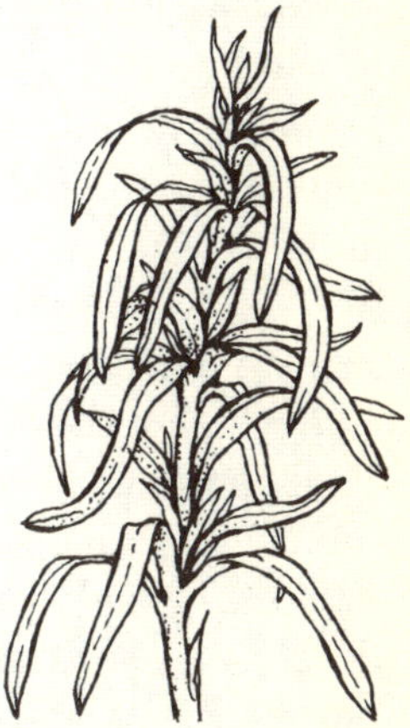

Estragon

Pflanzenfamilie: Korbblütler
Vorkommen: Mitteleuropa
Gewinnung: Wasserdampfdestillation
Pflanzenteile: Blätter und Blüten

Innere Anwendung:
Stimulierend, verdauungsfördernd, appetitanregend, krampflösend, antiseptisch.
Bei Magenbeschwerden, Schluckauf, Rheuma, Blähungen, Schwächezuständen, langsamer Verdauung, Darmparasiten.

Äußere Anwendung:
Als Speisegewürz
Psychisch - seelische Wirkungen:
Wenn der Mensch sich durch übermäßiges Zweifeln in eine Situation der Antriebs- und Entscheidungslosigkeit gebracht hat, und sich träge und kraftlos fühlt, hilft Estragonöl, den Mut zur Entscheidung und Klarheit wiederzufinden.

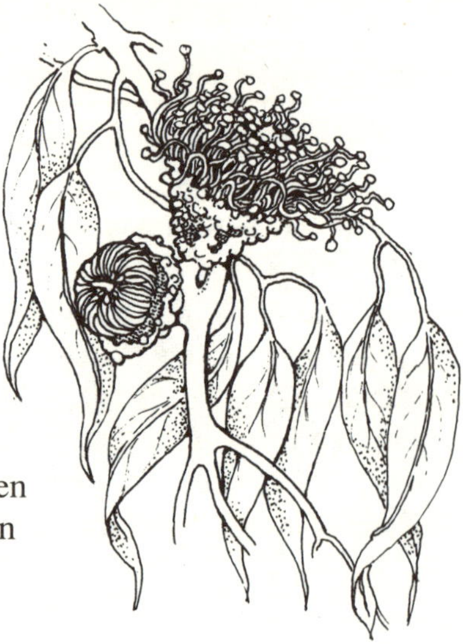

Eukalyptus

Pflanzenfamilie: Myrtengewächs
Vorkommen: Mitteleuropa, Australien
Gewinnung: Wasserdampfdestillation
Pflanzenteile: Blätter

Innere Anwendung:
Immunsystem stärkend, blutzuckersenkend, fiebersenkend, antiseptisch.
Bei Atem- und Harnwegsinfektionen, Erkältung, Grippe, Schwächezuständen, Diabetes, Rheumatismus.
Äußere Anwendung:
Verdampfung bei Erkältungskrankheiten und Vorbeugung bei ansteckenden Krankheiten. Kompresse bei schlechtheilenden Wunden.
Badezusatz zu Erkältungsbädern.
Psychisch - seelische Wirkungen:
Bei seelischer Antriebslosigkeit.
Wenn die Seele von starken Nebeln umgeben ist, der Mensch keinen klaren Gedanken mehr fassen kann und das Gefühl entsteht, vom Ganzen abgetrennt zu sein, schenkt Eukalyptusöl klare Sicht und das Erkennen der Zusammenhänge und Lebensgesetze.

Fenchel

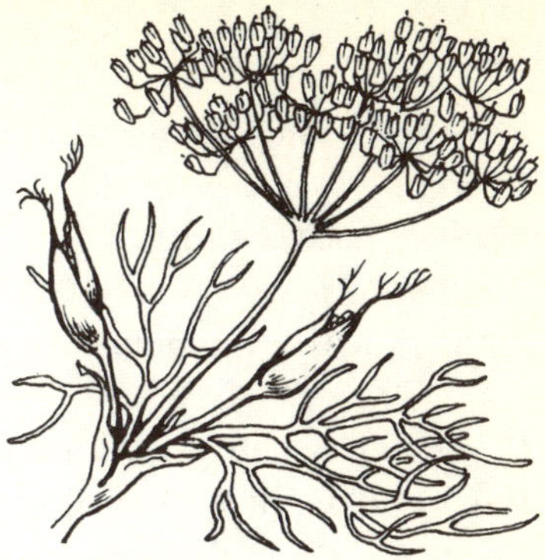

Pflanzenfamilie: Doldenblütler
Vorkommen: Mitteleuropa
Gewinnung: Wasserdampfdestillation
Pflanzenteile: Samen

Innere Anwendung:
Milchproduktion anregend, schleimlösend, appetitanregend, harntreibend, entwässernd, krampflösend, verdauungsfördernd.
Bei Blähungen, Magenverstimmungen, Erkältungen, Menstruationsbeschwerden.
Äußere Anwendung:
Gurgelwasser bei Halsentzündungen.
Hautpflege, bei fettiger und unreiner Haut.
Speisearoma.
Psychisch - seelische Wirkungen:
Hilft beim Einordnen von Gefühlen, verleiht innere Stabilität und größere Klarheit. Schenkt das Gefühl von mütterlicher Umsorgtheit, Geborgenheit und Heimat. Hervorragend bei Einsamkeitsgefühlen und Erstarrung.
Besonderheiten: Fenchelöl findet in der Kinderheilkunde vielfältige Anwendung. Bei Unruhen, Nervosität, Blähungen, Koliken.

Fichtennadel

Pflanzenfamilie: Kieferngewächs
Vorkommen: Mitteleuropa, China
Gewinnung: Wasserdampfdestillation
Pflanzenteile: Nadeln

Innere Anwendung:
Antiseptisch, schweißhemmend, beruhigend, kräftigend.

Bei Atem- und Harnwegsinfektionen, grippalen Infekten, Bronchitis, Rachitis.

Äußere Anwendung:

Zugabe zu Rheuma- und Erkältungsbädern.

Inhalation bei Lungenkrankheiten, Erkältungen, Stirnhöhlenentzündungen.

Psychisch - seelische Wirkungen:

Bei Verlassenheits- und Einsamkeitsgefühlen ist Fichtennadelöl Balsam für die Seele. Es tröstet und stärkt, gibt den nötigen Halt, wieder mit beiden Beinen im Leben zu stehen und auch einmal stürmische Zeiten unbeschadet überstehen zu können.

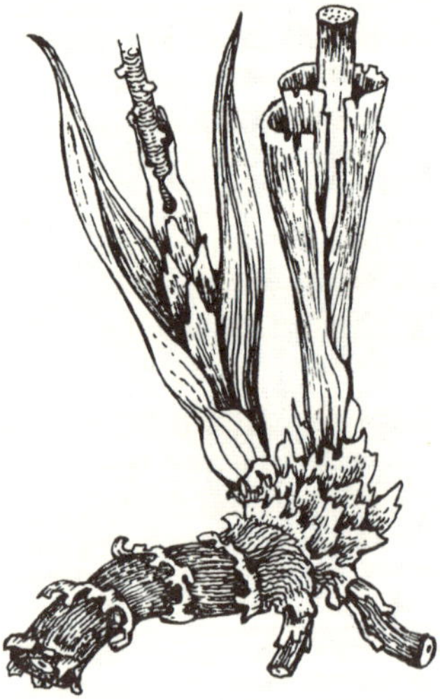

Galgant

Pflanzenfamilie: Ingwergewächs
Vorkommen: Mitteleuropa
Gewinnung: Wasserdampfdestillation
Pflanzenteile: Wurzel

Innere Anwendung:

Durchwärmend, stärkend, verdauungsfördernd, entschlackend, appetitanregend.

Bei Erkältungen des Magens, Menstruationsbeschwerden, Ohnmacht und Schwindelgefühlen.

Äußere Anwendung:

Massageöl zur Kräftigung und Anregung der Hautfunktion.

Psychisch - seelische Wirkungen:

Stärkt das Selbstvertrauen, hilft bei der inneren Zentrierung und dem Vertrauen in die eigene Kraft. Galgantöl durchwärmt die Seele und hilft ihr, alte Schlacken und Ablagerungen aufzulösen.

Gut zur Unterstützung von psychotherapeutischen Prozessen.

Geranium

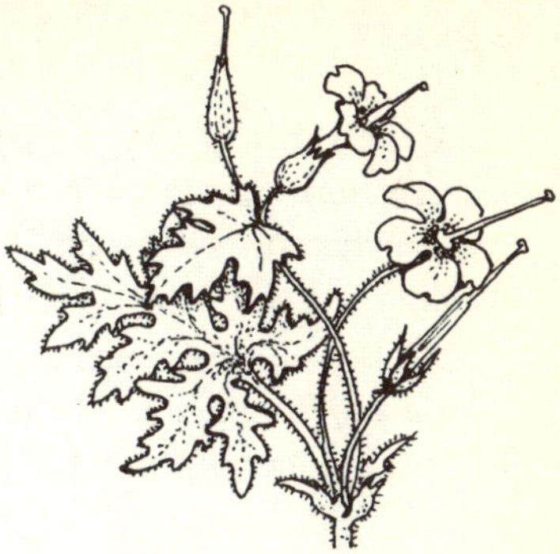

Pflanzenfamilie: Storchenschnabelgewächs
Vorkommen: Afrika
Gewinnung: Wasserdampfdestillation
Pflanzenteile: Kraut

Innere Anwendung:
Stärkend, schmerzlindernd, adstringierend, wundheilend, blutstillend. Bei Diabetes, allg. Schwäche, Magen- und Darmentzündungen, Darmparasiten.
Äußere Anwendung:
Als Umschlag auf schlechtheilende Wunden und Verbrennungen. Zum Gurgeln bei Mundschleimhautentzündungen und Angina. Bei Hauterkrankungen und Problemen wie Akne, Flechten, Ekzemen.
Psychisch - seelische Wirkungen:
Entspannt und beruhigt bei nervlichen und emotionalen Belastungen. Antidepressivum. Stellt das innere Gleichgewicht wieder her. Vertreibt schlechte Gedanken und Atmosphären. Erzeugt eine freundliche, kooperative Stimmung.

Honigessenz

Vorkommen: Auf der ganzen Welt
Gewinnung: Auszug durch Lösungsmittel

Innere Anwendung:
Beruhigend, harmonisierend, balsamisch.
Bei Nervosität, Schlaflosigkeit, Allergien, Unterkühlung.
Äußere Anwendung:
Auflage bei schlechtheilenden Wunden, irritierter Haut und Unterküh-

lungen. Entspannungsbad.
In Cremes und anderen Körperpflegeprodukten.
Psychisch - seelische Wirkungen:
Schenkt emotionale Geborgenheit, macht milde, empfänglich, beschwichtigt Wutausbrüche, mildert seelische Schmerzen, stärkt das Verbundenheitsgefühl mit der gesamten Existenz.
Honigöl erzeugt das Gefühl, sich fallen lassen zu können in Geborgenheit und Wärme.

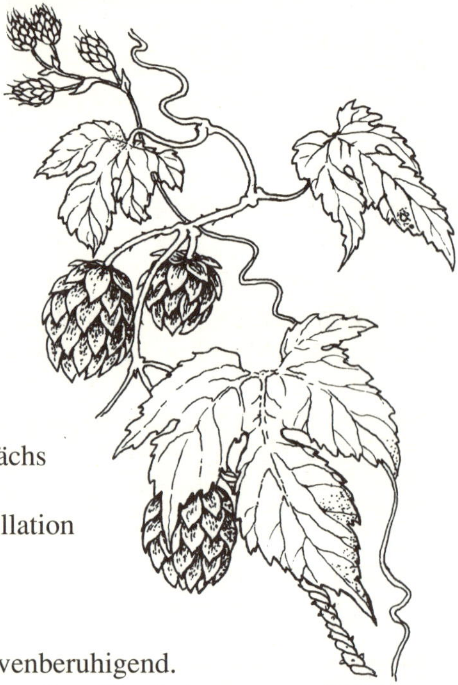

Hopfen

Pflanzenfamilie: Maulbeergewächs
Vorkommen: Mitteleuropa
Gewinnung: Wasserdampfdestillation
Pflanzenteile: Fruchtzapfen

Innere Anwendung:
Schlaffördernd, magen- und nervenberuhigend.
Bei Schlaflosigkeit, Nervosität, nervösen Kopfschmerzen und Magenbeschwerden.
Äußere Anwendung:
Auflage bei eiternden, schwerheilenden Wunden.
Inhalation bei Migräne. Massageöl bei Menstruationsbeschwerden.
Psychisch - seelische Wirkungen:
Hilft beim Loslassen von schlimmen Erfahrungen. Sogar leicht „betäubende" Wirkung. Gut für Menschen, die sich an ihre Wunden und Verletzungen klammern und diese immer wieder aufkratzen; für Menschen, die sich Fehler nicht verzeihen können.

Hyazinthe

Pflanzenfamilie: Liliengewächs
Vorkommen: Mitteleuropa
Gewinnung: Auszug durch Lösungsmittel
Pflanzenteile: Blüten

Innere Anwendung:
Aphrodisisch, entspannend, beruhigend.
Bei Nervosität, Abgespanntsein.
Äußere Anwendung:
Zugabe zu Körper- und Badeölen, zur Verdunstung.
Psychisch - seelische Wirkungen:
Schwere Süße. Sinnlicher, wohliger Blütenduft. Aufnehmend, aufweichend. Für alle Menschen, die sich zu wenig gönnen, die seelisch „verkümmern" und zu kurz kommen, sich als Stiefkinder des Lebens fühlen. Eine Einladung zur Fülle, zum Wohlleben und Schwelgen.

Ingwer

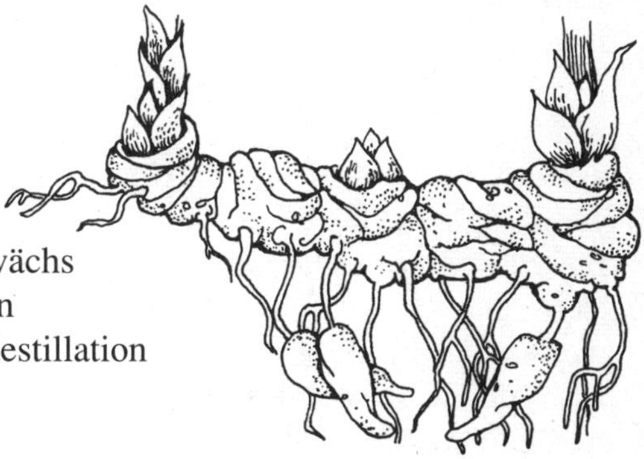

Pflanzenfamilie: Ingwergewächs
Vorkommen: Ceylon, Indien
Gewinnung: Wasserdampfdestillation
Pflanzenteile: Wurzel

Innere Anwendung:
Appetitanregend, magenstärkend, durchwärmend, anregend, fiebersenkend.
Bei schlechter Durchblutung, Kältegefühl, Verdauungsbeschwerden, Impotenz, zur Vorbeugung bei ansteckenden Krankheiten.
Äußere Anwendung:
Gurgeln bei Angina. Einreibungen bei rheumatischen Schmerzen und schlechter Durchblutung.

Psychisch - seelische Wirkungen:
Löst Erstarrungen und Verhärtungen auf. Hilft der Energie, Blockaden zu überwinden und wieder frei zu fließen. Für Menschen, die allzu hart mit sich und anderen umgehen, die zu diszipliniert leben. Ingweröl mobilisiert stark die Willens- und Entscheidungskräfte.

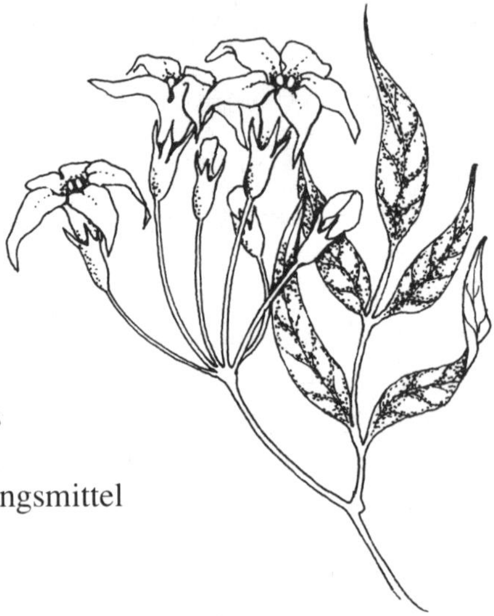

Jasmin

Pflanzenfamilie: Jasmingewächs
Vorkommen: Indien, Frankreich
Gewinnung: Auszug durch Lösungsmittel
Pflanzenteile: Blüten

Innere Anwendung:
Krampflösend, schmerzlindernd, aphrodisisch, menstruationsfördernd, milchbildend.
Bei Erkrankungen der Gebärmutter, Schlaflosigkeit, Impotenz und Heiserkeit.
Äußere Anwendung:
Als Kompresse schmerzlindernd.
Als Körper- oder Badeöl aphrodisisch, entspannend, harmonisierend.
Zur Pflege von trockener, entzündeter Haut.
Verdunstung bei Depressionen.
Psychisch - seelische Wirkungen:
Die Erfüllung des Versprechens: „Das Paradies ist Hier und Jetzt".
Jasminöl hat die schwere Süße des Vergessens und Auflösens. Es ist die Hingabe an das, was ist, ohne irgendeine Bedingung; eine Süße, die schon fast nicht mehr wahr und erträglich ist, die so weit geht, daß schon ein ganz leichter Hauch von Wehmut darin mitschwingt.

Kamille

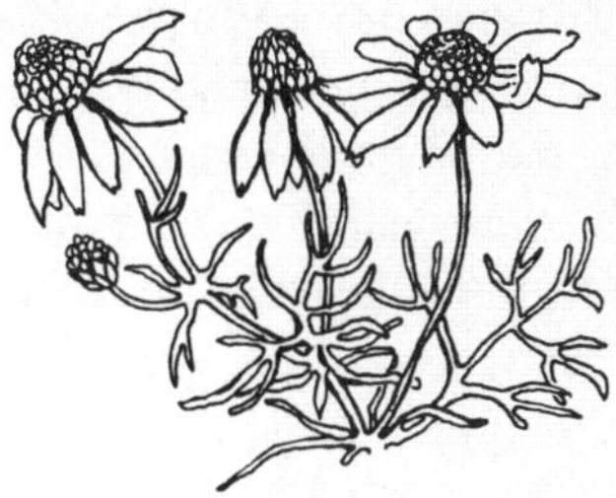

Pflanzenfamilie: Korbblütler
Vorkommen: Mitteleuropa
Gewinnung: Wasserdampfdestillation
Pflanzenteile: Blüten

Innere Anwendung:
Schmerzstillend, entzündungshemmend, beruhigend, schweißtreibend, fiebersenkend, wundheilend.
Bei Magen- und Darmentzündungen, Leber- und Gallenbeschwerden, Schlaflosigkeit, Husten, Heiserkeit, Menstruationsbeschwerden, Gebärmuttererkrankungen.
Äußere Anwendung:
Eines der besten Antiallergica in Cremes, Lotionen und Bädern. Zur Behandlung von Akne und entzündeter Haut. Umschläge und Waschungen bei schlechtheilenden Wunden.
Dampfbäder bei Schnupfen und Nebenhöhlenentzündungen und Heiserkeit.
Psychisch - seelische Wirkungen:
Die Kamille hilft Unzufriedenheit, Schmerz und Ärger loszuwerden. Wer oft reizbar, nervös und streitsüchtig ist, erfährt durch die Kamille Besänftigung und Milderung. Harmonie und Toleranz können wieder aufleben.
Kamillenöl gibt Geborgenheit, das Gefühl von mütterlicher Zuwendung. Es ermöglicht die gründliche Verdauung unserer Erfahrungen.

Kampfer

Pflanzenfamilie: Lorbeergewächs
Vorkommen: Indien
Gewinnung: Wasserdampfdestillation
Pflanzenteile: Holz

Innere Anwendung:
Schmerzlindernd, antiseptisch, durchblutungsfördernd, kreislaufanregend, antidepressiv.
Bei Grippe, Fieber, Bronchitis und Rheuma.
Äußere Anwendung:
Als Bestandteil von Balsamen bei Erkältungen und rheumatischen Schmerzen.
Zum Inhalieren bei Erkältungen.
In Erkältungsbädern.
Psychisch - seelische Wirkungen:
Antidepressivum und Antihystericum.
Die klare Wahrnehmung und Konzentration anregend. Für Menschen, die sich nicht klar entscheiden können und zwischen zwei Stühlen sitzen. Unterstützt die innere Klarheit und hilft, diese auch umzusetzen.

Kardamom

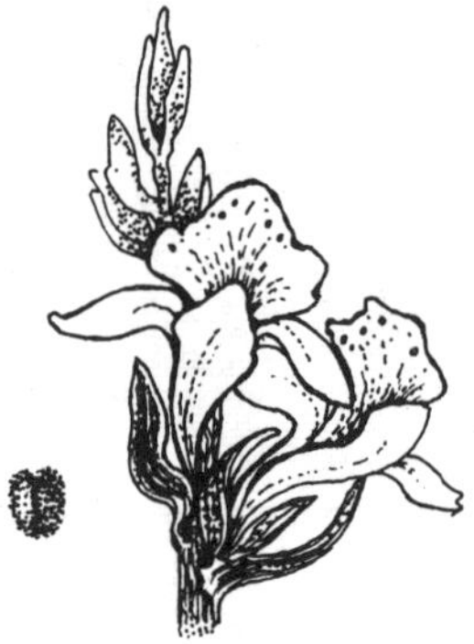

Pflanzenfamilie: Ingwergewächs
Vorkommen: Ceylon
Gewinnung: Wasserdampfdestillation
Pflanzenteile: Samen

Innere Anwendung:
Aphrodisisch, antiseptisch, durchwärmend, krampflösend. Bei Verdauungsschwäche, Kältegefühl, Magen- und Darminfektion, sexueller Schwäche.
Äußere Anwendung:
Bad oder Kompresse bei Unterkühlung und schlechter Durchblutung.
Speisegewürz.
Psychisch-seelische Wirkungen:
Cardamomöl gibt verlorenen Mut zurück. Aktiviert die eigenen Selbstheilungs- und Selbstbestimmungskräfte.
Gut bei Antriebslosigkeit und Minderwertigkeitsgefühlen. Wenn aus seelischer Ursache die sexuelle Energie gehemmt ist, unterstützt Cardamomöl die Lösung dieser Blockaden.

Kiefernnadel

Pflanzenfamilie: Kieferngewächs
Vorkommen: Mitteleuropa
Gewinnung: Wasserdampfdestillation
Pflanzenteile: Nadeln

Innere Anwendung:
Antiseptisch, durchblutungsfördernd, hustenlindernd.
Bei Verschleimung der Lungen, Husten, Bronchialkatarrh, Asthma, Rheuma und Harnwegsinfektionen.
Äußere Anwendung:
Kompresse oder Waschung bei Hautausschlägen und Flechten.
Als Zusatz zu Rheumabädern.
Psychisch - seelische Wirkungen:
Schenkt Ruhe, Frieden und Entspannung. Für rastlose, betriebsame, überreizte Menschen, die sich zu wenig Ruhe und Muße gönnen, ist das Kiefernnadelöl eine tiefe Erholung und Stärkung. Es stellt die Möglichkeit wieder her, sich ruhig und zuversichtlich dem Leben zu stellen.

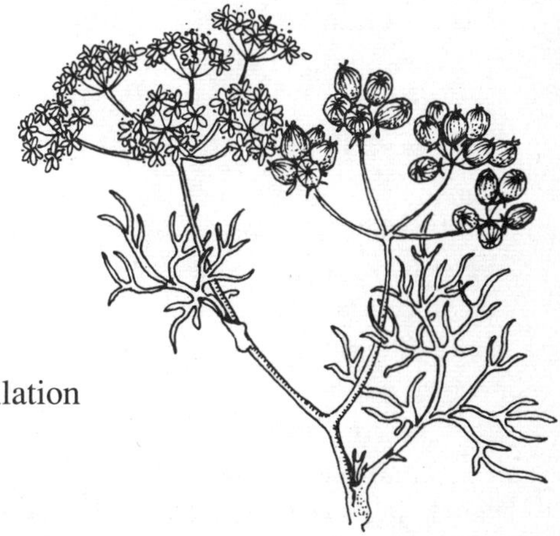

Koriander

Pflanzenfamilie: Doldenblütler
Vorkommen: Ceylon
Gewinnung: Wasserdampfdestillation
Pflanzenteile: Samen

Innere Anwendung:
Anregend, magenstärkend, Gedächtnis fördernd.
Bei Magenschwäche, Verdauungsbeschwerden, Blähungen, Rheuma, Appetitlosigkeit, Erschöpfungszuständen.

Äußere Anwendung:
Einreibungen und Bäder. Bei rheumatischen Beschwerden. Speisegewürz.
Psychisch - seelische Wirkungen:
Wirkt bei Lebensunlust, Überdruß und Depressionen anregend, aufhellend, durchwärmend. Es löst seelische Erstarrung, das Leben fließt zurück.

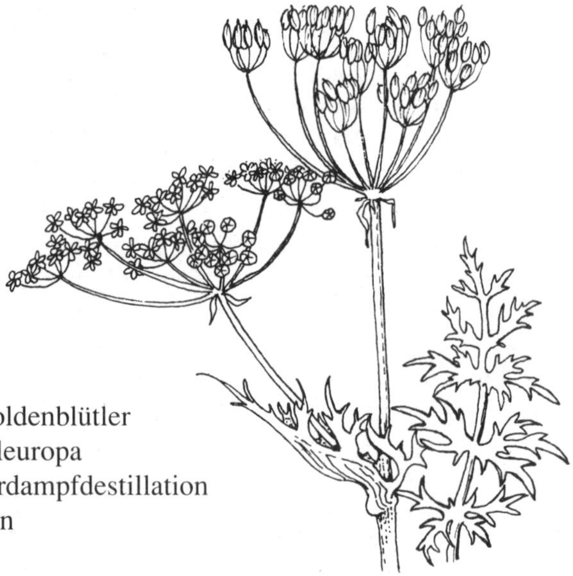

Kümmel

Pflanzenfamilie: Doldenblütler
Vorkommen: Mitteleuropa
Gewinnung: Wasserdampfdestillation
Pflanzenteile: Samen

Innere Anwendung:
Appetitanregend, magenstärkend, menstruationsfördernd, verdauungsfördernd.
Bei Blähungen, Magenkrämpfen und Darmparasiten, Koliken, mangelnder Milch.
Äußere Anwendung:
Kompresse bei Bauchschmerzen und Koliken.
Psychisch - seelische Wirkungen:
Hilft der seelischen Verarbeitung von unbewältigten Gefühlen. Wenn die Seele zu viel unverträgliches aufnehmen mußte, ist Kümmelöl eines der besten Mittel, die verdauenden Kräfte zu aktivieren.

Lavendel

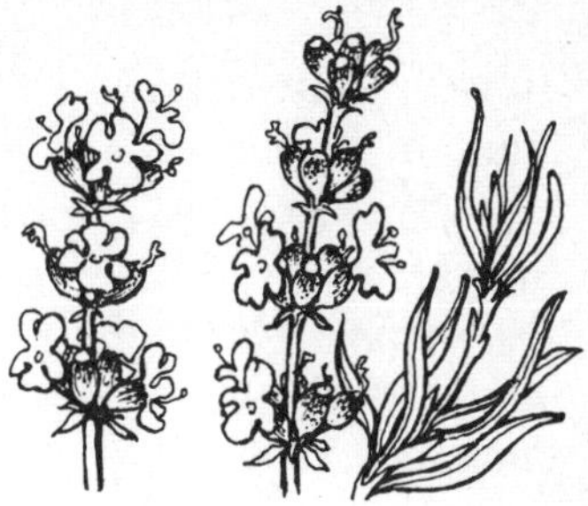

Pflanzenfamilie: Lippenblütler
Vorkommen: Mitteleuropa
Gewinnung: Wasserdampfdestillation
Pflanzenteile: Blätter und Blüten

Innere Anwendung:
Krampflösend, wundheilend, schmerzstillend, Galleflluß fördernd, entgiftend, entzündungshemmend.
Bei Nervosität, Schlaflosigkeit, Schwindelgefühl, Grippe, Fieber, Bluthochdruck, Migräne, Enzündungen aller Art.
Äußere Anwendung:
Beruhigend und entspannend, als Zusatz zum Körper- oder Badeöl. Umschläge zur Wundheilung, bei Verbrennungen, Ekzemen und Akne. Als Einreibung schmerzlindernd bei Neuralgien und Verspannungen. Verdunstung bei Nervosität und Schlaflosigkeit.
Auf Insektenstiche gegeben, entstehen keine Schmerzen und Schwellungen.
Psychisch - seelische Wirkungen:
Lavendelöl läßt eine Atmosphäre von Reinheit, Frische und Ordnung entstehen. Es vertreibt „schlechte" Gedanken und böse Geister. Depressionen lichten sich und der seelische Haushalt kommt wieder ins Gleichgewicht. Der Mensch fühlt sich wieder reingewaschen und unschuldig.

Lemongras

Pflanzenfamilie: Süßgras
Vorkommen: China
Gewinnung: Wasserdampfdestillation
Pflanzenteile: Blätter

Innere Anwendung:
Blutreinigend, nervenberuhigend.
Bei Bindegewebsschwäche, Nervosität, Stirnhöhlenkatarrh und Schnupfen.
Äußere Anwendung:
Als Verdampfung stark luftreinigend. Besonders geeignet, um Zigarettengeruch zu verzehren.
In Erfrischungsbädern.
Psychisch - seelische Wirkungen:
Gibt den Empfindungen wieder Frische und Klarheit. Verscheucht trübe Gedanken und regt zum Handeln an. Gibt frischen Mut, sich aus Trägheit und Verzagtheit wieder auf das Leben einzulassen.

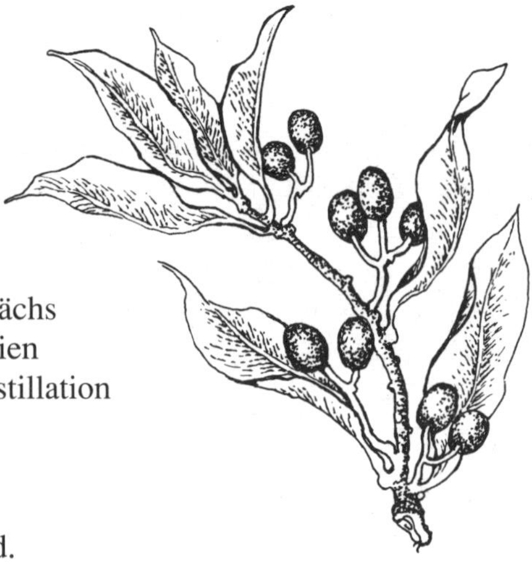

Lorbeer

Pflanzenfamilie: Lorbeergewächs
Vorkommen: Südeuropa, Indien
Gewinnung: Wasserdampfdestillation
Pflanzenteile: Blätter

Innere Anwendung:
Desinfizierend, durchwärmend.
Bei Magenverstimmung, Koliken, rheumatischen Schmerzen.
Äußere Anwendung:
Zur Behandlung von juckenden Ausschlägen, Fußpilzerkrankungen und Krätze.
Speisearoma.
Psychisch - seelische Wirkungen:
Anregend, stimmungsaufhellend, leicht euphorisch wirkend.
Angezeigt bei Menschen, die sich für Verlierer und Versager halten. Durchdringt diese Negativität und macht den Menschen wieder den Sonnenstrahlen zugänglich.

Macisblüte

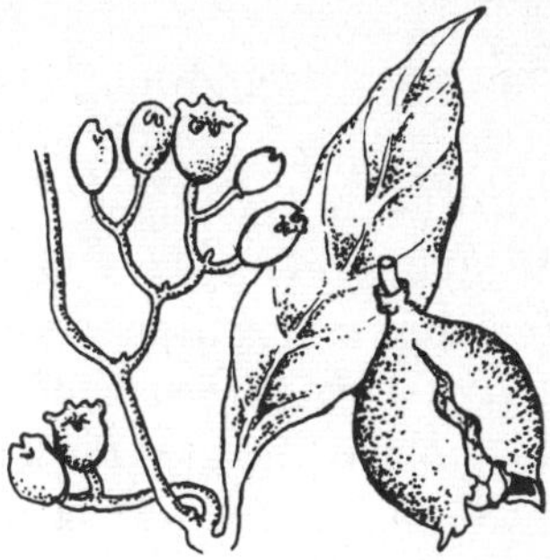

Pflanzenfamilie: Magnoliengewächs
Vorkommen: Ceylon
Gewinnung: Wasserdampfdestillation
Pflanzenteile: Blüten

Innere Anwendung:
Antiseptisch, verdauungsfördernd, Gallensteine auflösend.
Bei Darminfektionen, Durchfällen, Blähungen und allgemeinen Schwächezuständen.
Äußere Anwendung:
Verdunsten bei Kreislaufschwäche.
Speisegewürz.
Psychisch - seelische Wirkungen:
Wirkt stark anregend auf die Willenskraft. Anfeuernd bei Entschlußlosigkeit und Verwirrung. Unterstützt klares, zielgerichtetes Handeln und mobilisiert die innere Kraft dafür.

Majoran

Pflanzenfamilie: Lippenblütler
Vorkommen: Mittel- und Südeuropa
Gewinnung: Wasserdampfdestillation
Pflanzenteile: Blätter und Blüten

Innere Anwendung:
Krampflösend, beruhigend, verdauungsanregend, schmerzstillend, keimtötend, abführend, wundheilend, sexuell dämpfend.
Bei Verdauungsbeschwerden, Verstopfung, Blähungen, Husten, Bluthochdruck und Migräne.

Äußere Anwendung:
Bei Rheuma, Arthritis und Gicht als Zugabe zum Massageöl. Gurgeln bei Halsentzündungen. Nasenspülungen bei Heuschnupfen. Als Einreibung bei Koliken wirkt es schmerz- und krampflindernd.
Psychisch - seelische Wirkungen:
Bewirkt eine Umschaltung vom Extrovertierten zum Introvertierten. Nimmt die Energie von der Welt weg, hin zum Bewältigen der inneren seelischen Prozesse. Überall, wo sich krankhaft seelische Energie staut, kann Majoranöl lösend eingreifen. Bei Traurigkeits- und Verlassenheitsgefühlen weckt es wieder die Zuversicht und erwärmt die Seele.

Mandarine

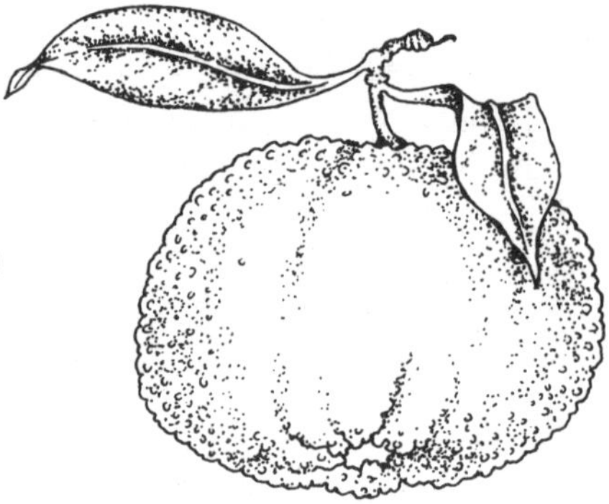

Pflanzenfamilie: Rautengewächs
Vorkommen: Südeuropa
Gewinnung: Kaltpressung
Pflanzenteile: Schale

Innere Anwendung:
Belebend, blutreinigend, erfrischend, antidepressiv.
Bei Erschöpfungszuständen, nervösen Spannungen und leichter Ermüdbarkeit.
Äußere Anwendung:
Verdunstung bei Müdigkeit und Lustlosigkeit.
In Kosmetika bei fetter und unreiner Haut.
Psychisch - seelische Wirkungen:
Das „Kinderöl"; frisch, unschuldig, sanft und zart. Für Menschen mit einer zarten Kinderseele besonders erfrischend und aufmunternd. Mandarinenöl schenkt das Gefühl von Unvoreingenommenheit, von Frische, von Offenheit, von kindlicher Freude.

Melisse

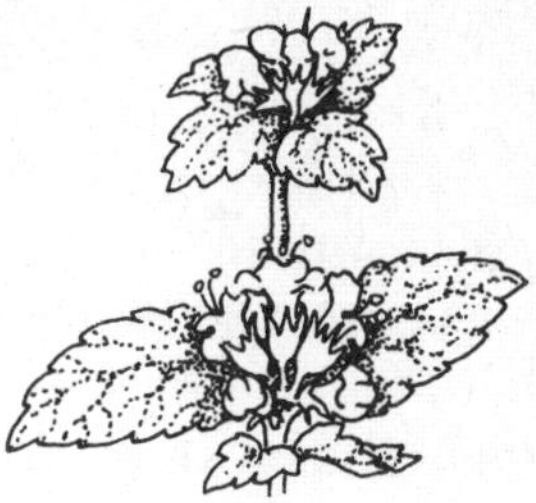

Pflanzenfamilie: Lippenblütler
Vorkommen: Indien
Gewinnung: Wasserdampfdestillation
Pflanzenteile: Blätter und Blüten

Innere Anwendung:
Beruhigend, krampflösend, verdauungsfördernd, schweißtreibend, Gehirntätigkeit anregend, Gallenfluß fördernd.
Bei Magen- und Darmbeschwerden, Kopfweh, Migräne, Einschlafstörungen, Blutarmut.
Äußere Anwendung:
Massageöl bei rheumatischen Beschwerden.
Haut- und Gesichtspflege bei irritierter, entzündeter Haut.
Bei kleinen Wunden und Insektenstichen.
Als Verdampfung entspannend und beruhigend.
Psychisch - seelische Wirkungen:
Hervorragendes Mittel gegen Depressionen, drohende Nervenzusammenbrüche und Schocks. Melissenöl hilft beim Wiedergewinnen des inneren Gleichgewichts. Es unterstützt den Prozeß, die ins Unterbewußte verdrängten Gefühle und Bilder wieder ins Bewußtsein zu bringen und damit ihre subtilen Wirkungen aufzuheben.

Mimose

Pflanzenfamilie: Schmetterlingsblütler
Vorkommen: Australien, Südeuropa
Gewinnung: Auszug durch Lösungsmittel
Pflanzenteile: Blätter und Blüten

Innere Anwendung:
Harmonisierend, beruhigend, schlaffördernd.

Bei Überreiztheit, Empfindlichkeit, Nervenschwäche.
Äußere Anwendung:
Verdampfung bei übermäßiger Nervosität und Schlafstörungen.
Pflege sensibler, überempfindlicher Haut.
Psychisch - seelische Wirkungen:
Bei Minderwertigkeitsgefühlen aufbauend und stärkend.
Immer, wenn die zarte Seele einen Schock oder Schrecken erfahren hat und sich total zurückzieht, gibt die Mimose Trost und Halt. Sie schenkt der Seele die Geborgenheit, die sie „draußen" nicht bekommen hat.

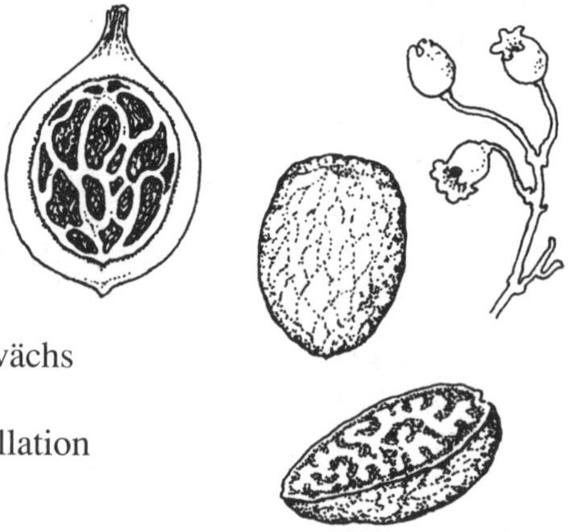

Muskatnuß

Pflanzenfamilie: Magnoliengewächs
Vorkommen: Ceylon
Gewinnung: Wasserdampfdestillation
Pflanzenteile: Früchte

Innere Anwendung:
Antiseptisch, verdauungsfördernd, schmerzlindernd, anregend für Kreislauf und Gehirntätigkeit.
Bei Magen und Darminfektionen, Durchfall, Gallensteinen und allgemeinen Schwächezuständen.
Äußere Anwendung:
Massageöl und Badezusatz bei rheumatischen Beschwerden.
Speisegewürz.
Psychisch - seelische Wirkungen:
Muskatnußöl mildert seelische Schmerzen; in höherer Dosierung fast betäubende Wirkung. Empfehlenswert immer dann, wenn das Gefühl auftaucht, einen Schmerz oder eine Enttäuschung nicht mehr ertragen zu können. Die Muskatnuß verringert den Schmerz und gibt die Möglichkeit, ihn zu überwinden.

Muskatellersalbei

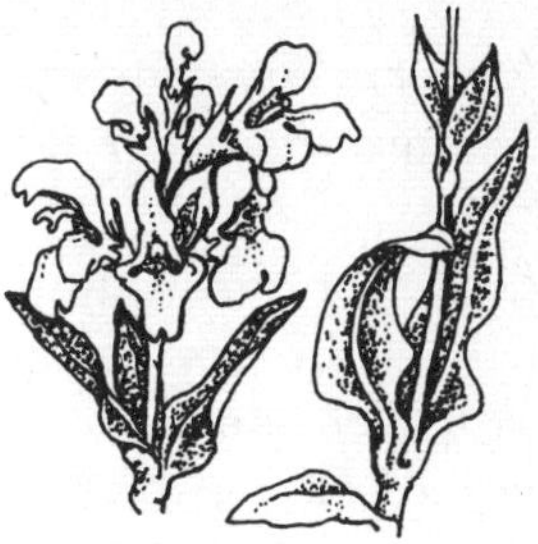

Pflanzenfamilie: Lippenblütler
Vorkommen: Mitteleuropa
Gewinnung: Wasserdampfdestillation
Pflanzenteile: Blätter und Blüten

Innere Anwendung:
Antiseptisch, verdauungs- und menstruationsfördernd, blutdrucksenkend, krampflösend.
Bei Verdauungsbeschwerden, Halsentzündungen, Koliken, Menstruationsbeschwerden, Keuchhusten.
Äußere Anwendung:
Auf Insektenstiche.
Kompresse bei Furunkeln und Geschwüren.
Psychisch - seelische Wirkungen:
Leicht euphorisch, öffnet die Bereitschaft, Schritte über die eigenen Grenzen hinaus zu tun. Bei Depressionen, die aus dem Nicht-verantwortlich-sein-wollen kommen, nimmt Muskatellersalbeiöl die dunkle Schwere. Es gibt ein wenig vom Einverstandensein und der inneren Freude zurück.

Myrrhe

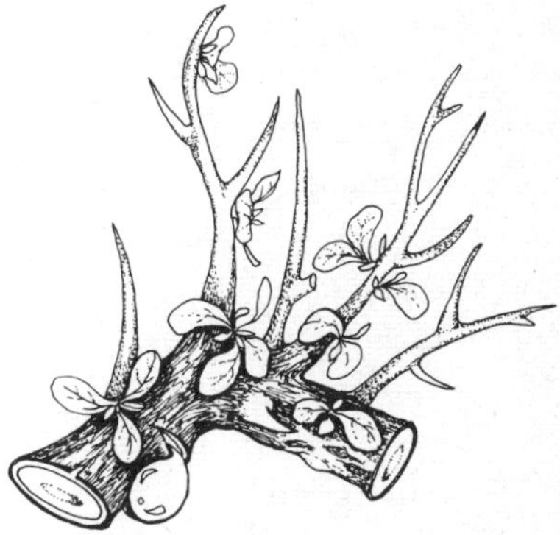

Pflanzenfamilie: Burseraceae
Vorkommen: Indien
Pflanzenteile: Harz

Innere Anwendung:
Antiseptisch, balsamisch, schleimlösend, blutreinigend.
Bei Lungenerkrankungen, Verdauungsbeschwerden, Appetitlosigkeit, Leberschwellungen, Hämorrhoiden.

Äußere Anwendung:
Mundwasserzusatz und in Zahnpasten mit stark antiseptischer Wirkung.
Gurgeln bei Mund- und Halsentzündungen.
Kompresse bei vielen Hautkrankheiten, Geschwüren und schlecht heilenden Wunden.
Psychisch - seelische Wirkungen:
Angezeigt bei Menschen, die zu stark im Sinnlichen leben.
Myrrheöl öffnet die Tür zum Geistigen und zum Glauben. Es nimmt das Verhaftetsein ans Materielle und Sinnliche und ermöglicht einen Ausgleich zwischen der geistigen und materiellen Welt.

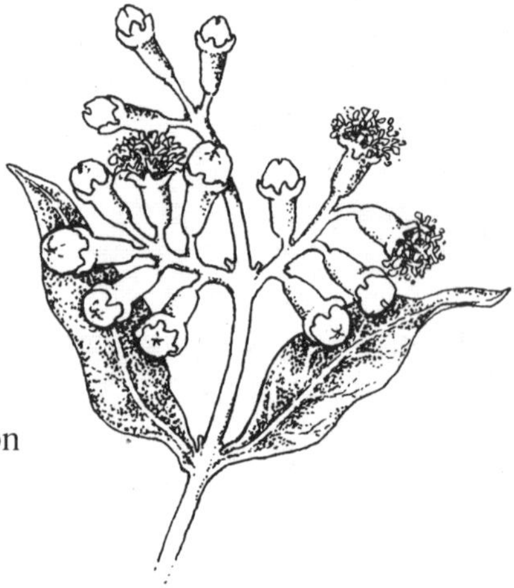

Nelke

Pflanzenfamilie: Myrtengewächs
Vorkommen: Indien, Sansibar
Gewinnung: Wasserdampfdestillation
Pflanzenteile: Blütenknospen

Innere Anwendung:
Keimtötend, Schmerz betäubend, magenstärkend, krampflösend.
Bei Blähungen, Magen- und Darmbeschwerden, allgemeinen Schwächezuständen.
Äußere Anwendung:
Bei Zahnschmerzen 1 Tropfen auf den betroffenen Zahn.
Zum Desinfizieren. Kompresse auf entzündete Wunden.
Bei Hautkrankheiten.
Als Bestandteil von Zahncremes.
Psychisch - seelische Wirkungen:
Nelkenöl erleichtert das Loslassen von Altem und macht für neue Eindrücke und Erfahrungen empfänglich. Es unterstützt die Erkenntnis, daß hier auf der Erde, alles, was entsteht, auch wieder vergeht.

Neroli

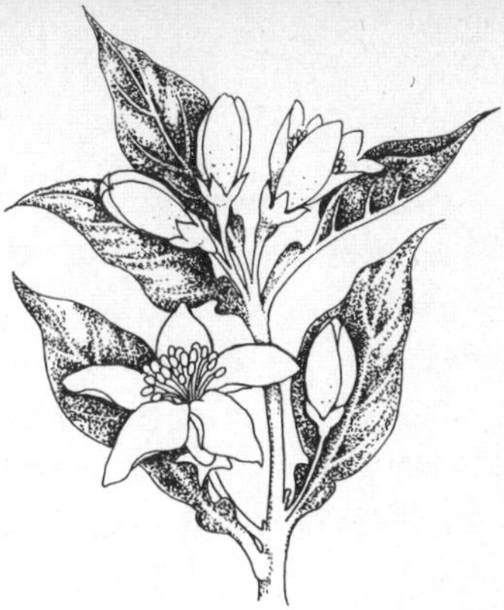

Pflanzenfamilie: Rautengewächs
Vorkommen: Südeuropa, Indien
Gewinnung: Wasserdampfdestillation
Pflanzenteile: Blüten

Innere Anwendung:
Zellenwachstum anregend, antiseptisch, verdauungsfördernd, sedativ. Bei Schlaflosigkeit, Durchfall, nervösen Herzbeschwerden.
Äußere Anwendung:
Verdampfung bei Depressionen und nervösen Nervenschmerzen.
In Hautpflegeprodukten bei trockener und empfindlicher Haut.
Psychisch - seelische Wirkungen:
Antidepressivum. Wirk sedativ, leicht einschläfernd, die nervliche Anspannung herabsetzend, leicht aphrodisisch.
Besonders geeignet, wenn die Seele einen starken Schock bekommen hat und sich in ihr „Schneckenhaus" zurückzieht. Neroliöl stärkt das Selbstvertrauen. Läßt die Seele wieder aus ihrem Versteck herauskommen.

Niaouli

Pflanzenfamilie: Myrtengewächs
Vorkommen: Indien
Gewinnung: Wasserdampfdestillation
Pflanzenteile: Blätter

Innere Anwendung:
Antiseptisch, schmerzstillend, anregend.
Bei Erkältungen, Darminfektionen, Rheuma, Fisteln.

Äußere Anwendung:
Kompresse zur Heilung von Verbrennungen.
Verdampfung bei Erkältungskrankheiten.
Psychisch - seelische Wirkungen:
Niaouliöl steigert die Fähigkeit auch in schwierigen Zeiten Ziel und Überblick nicht zu verlieren.
Es läßt auf eine sehr weiche Art Gedanken und Gefühle deutlich werden.

Orange

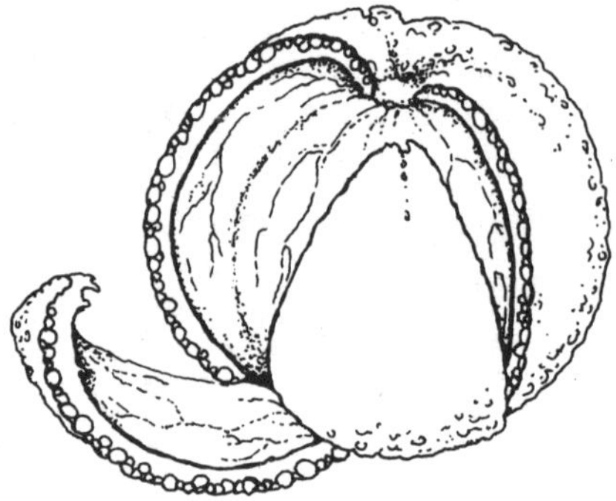

Pflanzenfamilie: Rautengewächs
Vorkommen: Südeuropa
Gewinnung: Kaltpressung
Pflanzenteile: Schale

Innere Anwendung:
Erfrischend, harmonisierend, blutreinigend, stoffwechselanregend.
Bei chronischer Bronchitis, Husten, Magenschmerzen, Herzspasmen, Schlaflosigkeit.
Äußere Anwendung:
Gurgeln bei Mundgeruch.
Inhalieren bei Bronchitis.
Beruhigend in Pflegeprodukten bei trockener Haut.
Psychisch - seelische Wirkungen:
Bei dem starken Gefühl, allein in einer Eiswüste zu sitzen, gibt Orangenöl die entbehrte Wärme (Eigenliebe) zurück. Es erfrischt Gedanken und Gefühle und läßt Vergangenes vergangen sein.

Origanum

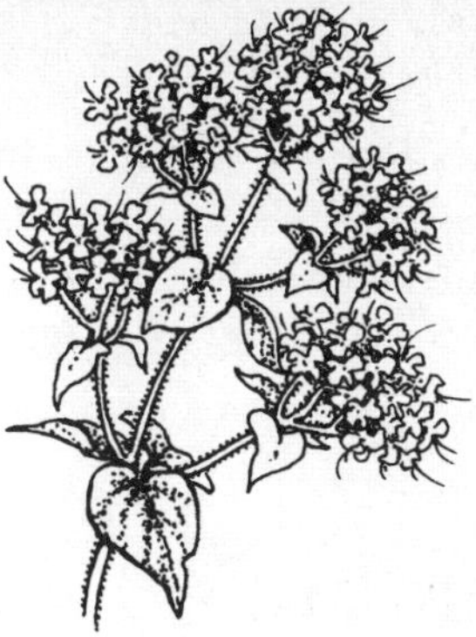

Pflanzenfamilie: Lippenblütler
Vorkommen: Südeuropa
Gewinnung: Wasserdampfdestillation
Pflanzenteile: Blätter und Blüten

Innere Anwendung:
Antibakteriell, appetitanregend, schmerzlindernd, beruhigend, magenstärkend, menstruationsfördernd.
Bei Atemwegsinfektionen, Bronchitis, Husten, Asthma, Rheuma.
Äußere Anwendung:
Massageöl bei rheumatischen Erkrankungen und Cellulite. Zur Behandlung von Hautparasiten. Als Beigabe zum Rheumabad.
Psychisch - seelische Wirkungen:
Wirkt beruhigend und ausgleichend.
Bei dem Gefühl, sich seelisch verausgabt zu haben, hilft Origanumöl innezuhalten, die Kräfte neu zu ordnen und zu stärken, um dann mit klarem Kopf und Herz wieder nach außen zu gehen.

Pampelmuse

Pflanzenfamilie: Rautengewächs
Vorkommen: USA, Südeuropa
Gewinnung: Kaltpressung
Pflanzenteile: Schale

Innere Anwendung:
Blutreinigend, erfrischend, Zellwachstum anregend, zusammenziehend. Bei Erschöpfung, Durchfall, Magenverstimmung.
Äußere Anwendung:
In Pflegemitteln bei fetter, unreiner oder alternder Haut.
Verdampfung bei Müdigkeit und Erschöpfung. Speisearoma.

Psychisch - seelische Wirkungen:
Bei seelischer Erschöpfung gibt das Pampelmusenöl wieder frische und lebendige Impulse, nimmt trüben Gedanken ihre Schwere.
Klärt und reinigt die Gefühle.

Patchouli

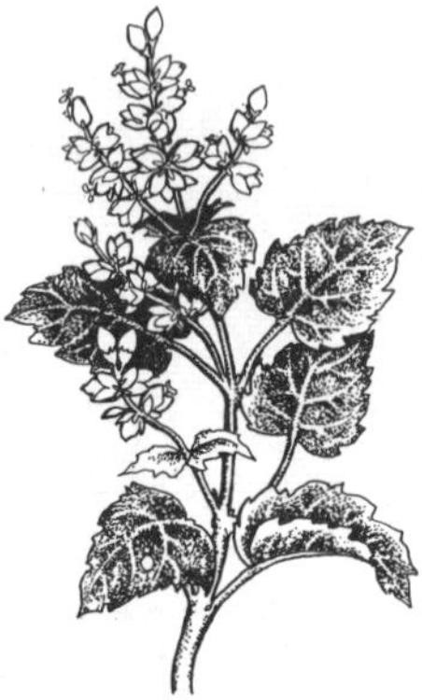

Pflanzenfamilie: Lippenblütler
Vorkommen: Indien
Gewinnung: Wasserdampfdestillation
Pflanzenteile: Blätter

Innere Anwendung:
Wundheilend, nervenberuhigend, kräftigend, aphrodisisch.
Bei Schwächegefühlen, Nervosität und Überempfindlichkeit.
Äußere Anwendung:
Auflage bei schlecht heilenden Wunden.
Verdampfung zur Herstellung einer warmen, sinnlichen Atmosphäre.
Psychisch - seelische Wirkungen:
Anregend, stark kräftigend, sinnlich, aphrodisisch.
Patchouliöl hilft, unkonventionelle Wege einzuschlagen und auch, trotz Mißbilligung von außen, weiterzugehen. Es gibt die Kraft, über die eigenen, engen Grenzen hinauszugehen, zu verschmelzen, sich zu öffnen, Liebe, Frieden, Lust zu leben.

Petersilie

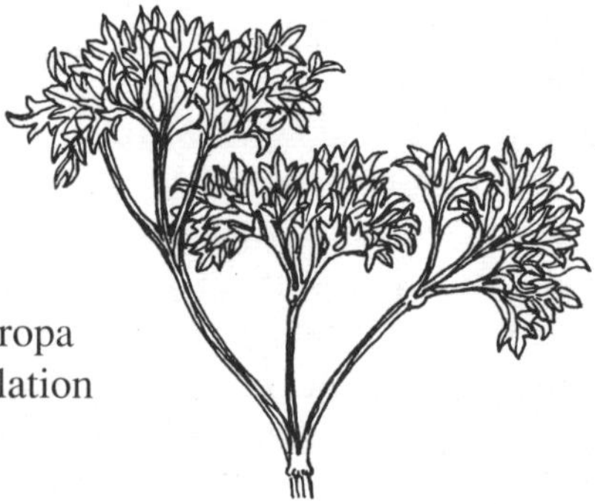

Pflanzenfamilie: Doldenblütler
Vorkommen: Mittel- und Südeuropa
Gewinnung: Wasserdampfdestillation
Pflanzenteile: Blätter

Innere Anwendung:
Harntreibend, durchblutungsfördernd, krampflösend, verdauungsfördernd, antirheumatisch.
Bei Harnverhalten, Wassersucht, Akne, Menstruationsbeschwerden.
Äußere Anwendung:
Als Speisegewürz.
Psychisch - seelische Wirkungen:
Wenn der seelische Druck immer stärker wird, sei es durch zu hohe Erwartungen und Anforderungen an sich selbst oder durch übermäßige Anforderungen von außen. Wenn eine innere „Explosion" kurz bevorsteht, dann schenkt das Petersilienöl das so sehr ersehnte Ventil, durch das die angestaute Energie wieder abließen kann. Vom Druck befreit, fühlt der Mensch sich wieder leicht und unbeschwert.

Petitgrain

Pflanzenfamilie: Rautengewächs
Vorkommen: Südeuropa, USA
Gewinnung: Wasserdampfdestillation
Pflanzenteile: Blätter und Rinde

Innere Anwendung:
Antibakteriell, beruhigend, entspannend.
Bei Magenverstimmung, Nervosität, Angstzuständen.
Äußere Anwendung:
Pflegemittel bei fetter und unreiner Haut.
Psychisch - seelische Wirkungen:
Entspannt, macht friedlich und zuversichtlich. Petitgrainöl stärkt die Intuition, das kreative Denken und die klare Wahrnehmung. Es befreit von begrenzender Vorstellung und führt zu einer heiteren Gelassenheit.

Pfeffer

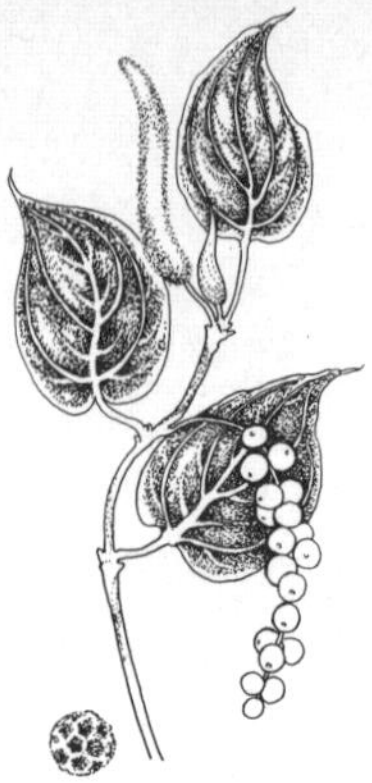

Pflanzenfamilie: Pfeffergewächs
Vorkommen: Südamerika
Gewinnung: Wasserdampfdestillation
Pflanzenteile: Samen

Innere Anwendung:
Magenstärkend, durchwärmend, anregend.
Bei Magenbeschwerden, Hämorrhoiden, Rheuma, Durchblutungsstörungen, Halsentzündungen.
Äußere Anwendung:
Zugabe zu Rheuma- und Durchwärmungsbädern.
In durchblutungsfördernden Salben.
Psychisch - seelische Wirkungen:
Bei Antriebslosigkeit und Lustlosigkeit.
Bei dem Gedanken: „Es hat ja doch alles keinen Sinn." Pfefferöl führt auf die direkteste, für manche wohl etwas zu heftige Art dazu, die eigene Energie und Kraft aus der Stockung wieder offen zum Ausdruck zu bringen.

Pfefferminze

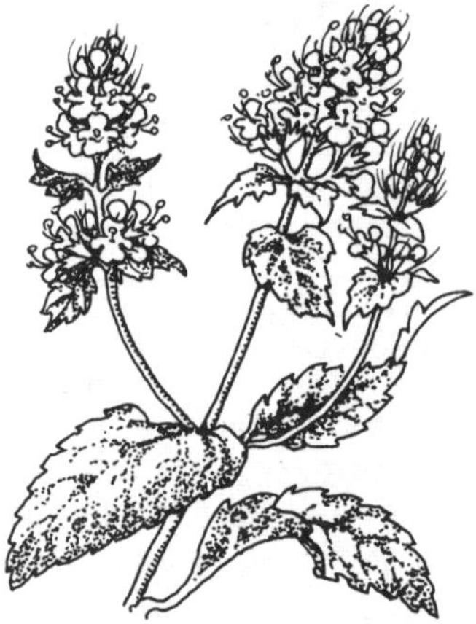

Pflanzenfamilie: Lippenblütler
Vorkommen: Mitteleuropa, Mittelamerika
Gewinnung: Wasserdampfdestillation
Pflanzenteile: Blätter

Innere Anwendung:
Magenstärkend, schmerzlindernd, krampflösend, Gallenfluß anregend.
Bei Verdauungsbeschwerden, Kopfschmerzen, Übelkeit, Lebererkrankungen, Durchfall, Asthma, chronischer Bronchitis.

Äußere Anwendung:
Zum Inhalieren bei Erkältung und Stirnhöhlenkatarrh.
Einreibung bei Kopfschmerzen und Migräne.
In Zahnpasta und Mundwasser desinfizierend und erfrischend.
Verdunstung bei Erkältungskrankheiten und Kopfschmerzen.
Psychisch - seelische Wirkungen:
Das Pfefferminzöl hat auf die Seele eine Wirkung wie eine frische Meeresbrise. Nebel und Wolken verschwinden und eine klare Sicht der Dinge stellt sich ein. Es hat eine kristallklare Wirkung, wenn Gedanken kreisen und sich alles dumpf und steckengeblieben anfühlt. Die Weite des Himmels öffnet sich und der Kopf wird wieder frei.

Piment

Pflanzenfamilie: Pfeffergewächs
Vorkommen: Mittelamerika, Java
Gewinnung: Wasserdampfdestillation
Pflanzenteile: Samen

Innere Anwendung:
Reiz- und schmerzlindernd, anregend, stoffwechselfördernd, blutdrucksteigernd, durchwärmend.
Bei Schmerzzuständen, Kältegefühl, Erschöpfungszuständen, Schwindelgefühlen, Durchblutungsstörungen.
Äußere Anwendung:
Als Badezusatz für Rheuma- und Durchwärmungsbäder.
Als Speisegewürz.
Psychisch - seelische Wirkungen:
Wenn der Mensch sich aus Angst vor Konfrontationen und Auseinandersetzungen zurückgezogen hat und seine Vision und seinen Weg deshalb nicht mehr weiterverfolgt, schenkt das Pimentöl wieder Feuer und Kraft zurück. Dann wird es wieder möglich, für die eigene Einzigartigkeit und Freiheit einzutreten und auch, wenn nötig, dafür zu kämpfen.

Rose

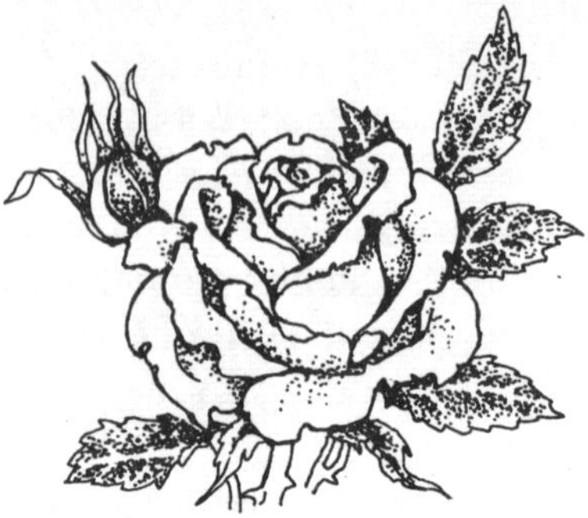

Pflanzenfamilie: Rosengewächs
Vorkommen: Ost- und Südeuropa
Gewinnung: Wasserdampfdestillation
Pflanzenteile: Blüten

Innere Anwendung:
Antiseptisch, beruhigend, ausgleichend.
Bei Menstruationsbeschwerden, Gebärmutterkrankheiten, Verstopfung, Kopfschmerzen, Herz- und Hauterkrankungen.
Äußere Anwendung:
Augenbad bei Augenentzündungen.
Pflege der empfindlichen, trockenen Haut.
Psychisch - seelische Wirkungen:
Rosenöl wirkt antidepressiv und aphrodisisch. Es stellt eine Atmosphäre von Milde und Güte her. Bei Eifersuchtsanfällen hilft es, zu verstehen und zu verzeihen.
Es schenkt ein Gefühl von Reichtum, Luxus und Überfluß, mit dem Wunsch, das alles mit anderen zu teilen.

Rosenholz

Pflanzenfamilie: Strauch Convoloulus Scoparius
Vorkommen: Kanarische Inseln, Indien
Gewinnung: Wasserdampfdestillation
Pflanzenteile: Wurzelholz

Innere Anwendung:
Harmonisierend, krampflösend, blutdrucksenkend, wundheilend, hautberuhigend.
Bei Depressionen, Schlaflosigkeit, nervösen Kopfschmerzen, Übererregbarkeit.

Äußere Anwendung:
Als Verdampfung bei Depressionen und Angstzuständen.
Als Badezusatz für Entspannungsbäder.
In hautberuhigenden Kosmetika.
Psychisch - seelische Wirkungen:
Rosenholzöl bringt die verlorengegangene Harmonie ins Gefühlsleben zurück, vertreibt negative Gedanken und Einstellungen und läßt eine gereinigte, einladende Atmosphäre entstehen. Es hilft bei der Lösung von seelischen Blockaden und Depressionen, da es die stockende Energie wieder zum Fließen anregt.

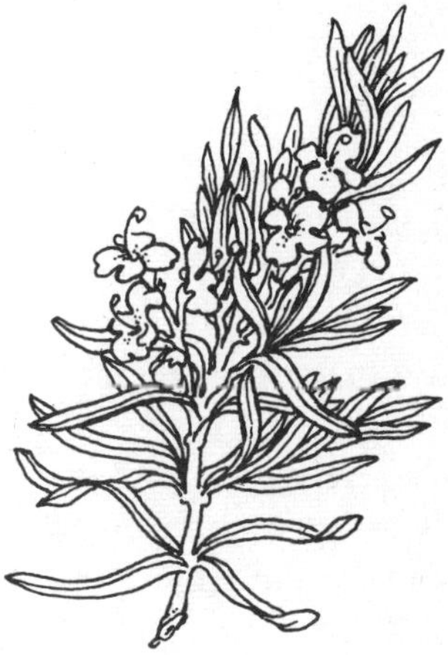

Rosmarin

Pflanzenfamilie: Lippenblütler
Vorkommen: Südeuropa
Gewinnung: Wasserdampfdestillation
Pflanzenteile: Kraut und Blüten

Innere Anwendung:
Anregend, Gedächtnis fördernd, schweiß- und harntreibend, menstruationsfördernd.
Bei Erschöpfung, Bronchitis, Erkältung, Husten, Verdauungsbeschwerden, Kopfweh, Migräne, niedrigem Blutdruck, hohem Cholesterinspiegel, Gedächtnisschwäche, Gallenerkrankungen.
Äußere Anwendung:
Kompresse zur Wundheilung.
Pflege von unreiner, fettiger Haut.
Inhalation bei Grippe, Erkältung und Bronchitis.
In Bädern und Massageölen bei rheumatischen Beschwerden, Arthritis und Kreislaufschwäche.
In Haarwässern und Shampoos das Haarwachstum anregend und Schuppen beseitigend.

Psychisch - seelische Wirkungen:
Willenskraft und Aktionsbereitschaft werden erheblich gesteigert. Für alle, die aus Trägheit im Gewohnten verharren, um ihren „inneren Schweinehund" zu überwinden. Rosmarinöl gibt die Klarheit und Kraft, Probleme anzupacken und Hindernisse aus dem Weg zu räumen.

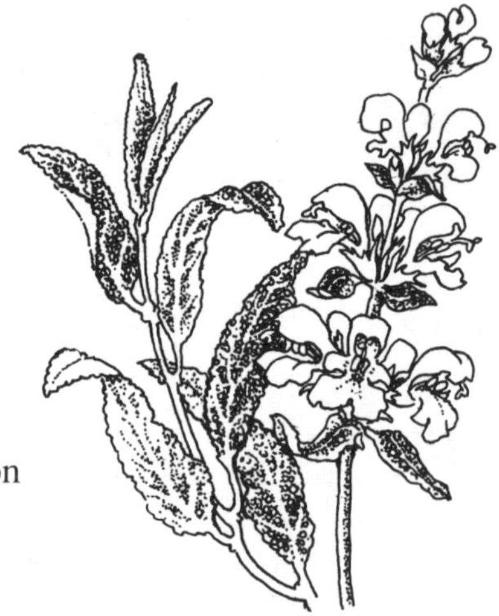

Salbei

Pflanzenfamilie: Lippenblütler
Vorkommen: Südeuropa
Gewinnung: Wasserdampfdestillation
Pflanzenteile: Kraut

Innere Anwendung:
Antiseptisch, appetitanregend, stärkend, blutreinigend, schweißhemmend, krampflösend, entschlackend, harntreibend, blutdrucksteigernd.
Bei Menstruationsbeschwerden, Schwächezuständen, Infektionskrankheiten, Asthma.
Äußere Anwendung:
Gurgeln bei Zahnfleisch- und Halsentzündungen.
Kompresse bei schlecht heilenden Wunden und entzündeter Haut.
Zusatz zu Rheumabädern.
Verdunstung zur vorbeugenden Behandlung von Infektionskrankheiten und Desinfektion von Wohnräumen.
Psychisch - seelische Wirkungen:
Kräftigend und anregend. Gibt den Gedanken Klarheit und die Kraft der Umsetzung in Worte und Taten. Salbeiöl gibt neue Energie und Mut, stärkt die eigene Abwehr vor negativen Einflüssen und unterstützt die selbstheilenden Seelenkräfte des Menschen. Günstig für „dünnhäutige" Menschen, die fremden, ungünstigen Einflüssen ausgesetzt sind.

Sandelholz

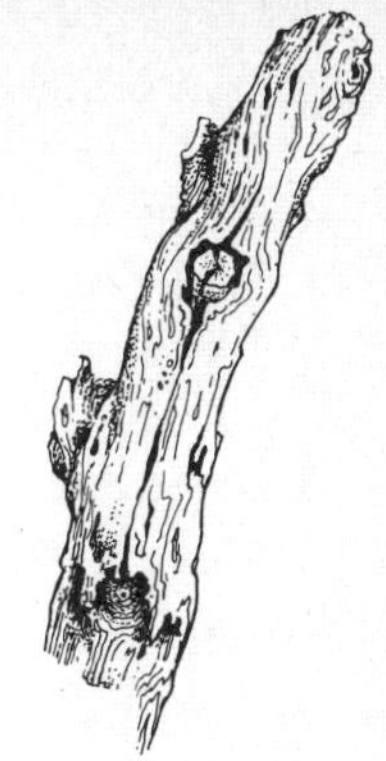

Pflanzenfamilie: Sandelholzgewächs
Vorkommen: Indien
Gewinnung: Wasserdampfdestillation
Pflanzenteile: Holz

Innere Anwendung:
Desinfizierend, harntreibend, entzündungshemmend, aphrodisisch. Bei Atemwegsbeschwerden, Harnwegsinfektionen, Halsentzündungen, Bronchitis, Darminfektionen, Durchfall.
Äußere Anwendung:
Kompresse bei Hautentzündungen und infizierten Wunden.
Pflegeprodukte für trockene, gereizte und alternde Haut.
Als Verdampfung oder Bad entspannend, beruhigend und aphrodisisch.
Psychisch - seelische Wirkungen:
Stärkt die Phantasie und regt die Schöpferkraft an. Sandelholz führt über die kleine, abgegrenzte Persönlichkeit hinaus in größere Zusammenhänge. Leicht euphorisch, innere Zufriedenheit und Stärke schenkend, nimmt es dem Menschen sanft und fast unmerklich seine Sorgen und Lasten fort. Es ist Balsam für die Seele und weckt spirituelle Kräfte.

Sassafras

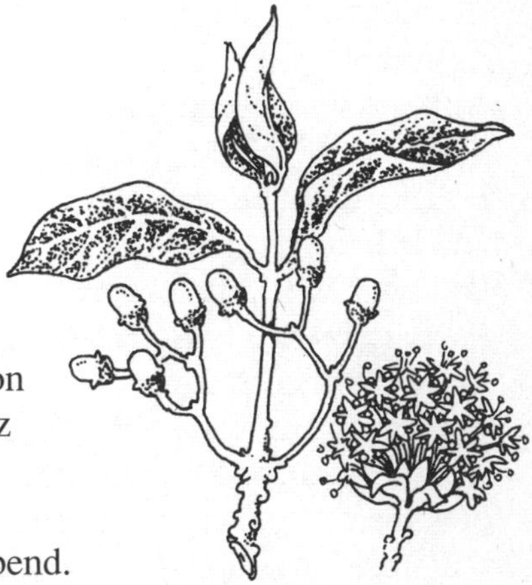

Pflanzenfamilie: Lorbeergewächs
Vorkommen: Mittelamerika
Gewinnung: Wasserdampfdestillation
Pflanzenteile: Rinde und Wurzelholz

Innere Anwendung:
Schweißtreibend, anregend, harntreibend.

Bei Blähungen, allgemeiner Schwäche, Rheuma, Gicht, Menstruationsbeschwerden, Nieren- und Blaseninfektionen.

Äußere Anwendung:

Kompresse oder Tinktur bei Hautkrankheiten.

Zusatz zur Rheumabädern oder -salben.

Pur auf Insektenstiche.

Psychisch - seelische Wirkungen:

Angezeigt bei geistiger Schwäche und Antriebslosigkeit. Sassafrasöl stärkt die Entscheidungskraft und gibt eine gesunde Basis für die darauffolgenden Handlungen.

Besonderheiten: Zur Unterstützung bei der Raucherentwöhnung.

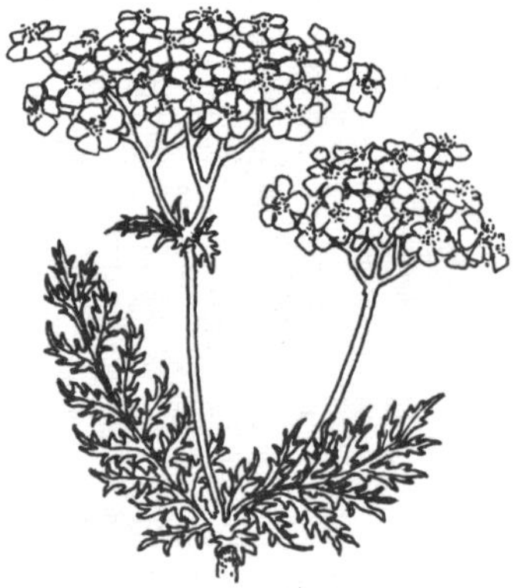

Schafgarbe

Pflanzenfamilie: Korbblütler
Vorkommen: Mitteleuropa
Gewinnung: Wasserdampfdestillation
Pflanzenteile: Kraut und Blüten

Innere Anwendung:

Entkrampfend, desinfizierend, magenstärkend, anregend.

Bei Verdauungsbeschwerden, Fieber, Gicht, Rheuma, Hämorrhoiden, Krämpfen.

Äußere Anwendungen:

Stark azulenhaltig.

Entzündungshemmend als Auflage oder Bad bei infizierten Wunden und irritierter Haut.

Bad oder Einreibung bei rheumatischen Erkrankungen.

Psychisch - seelische Wirkungen:

Das Schafgarbenöl zeigt, daß manchmal eine bittere Situation notwenig ist, um weiterzukommen, um zu lernen. Es regt die Seele an, die Situation, Angst, Erinnerungen zu verdauen, sich die Erfahrung einzuverleiben, aber nicht mehr darunter zu leiden. Die Wunde heilt, und die wertfreie Erfahrung bleibt zurück.

Sellerie

Pflanzenfamilie: Doldenblütler
Vorkommen: Mitteleuropa
Gewinnung: Wasserdampfdestillation
Pflanzenteile: Samen

Innere Anwendung:
Harntreibend, appetitanregend, verdauungsfördernd, blutreinigend, stoffwechselanregend, kräftigend.
Bei Rheuma, Gicht, Erschöpfungszuständen, Blasen- und Nierenbeschwerden.
Äußere Anwendung:
Als Speisegewürz.
Psychisch - seelische Wirkungen:
Sellerieöl ist für diejenigen Menschen angezeigt, die gerne einige Meter über dem Boden schweben, zwar eine sehr starke Sehnsucht nach dem Wasser haben, aber sich dabei nicht naß machen wollen. Sie haben Tausend Ideen und Vorstellungen, können diese aber nur sehr ungenügend umsetzen. Hier schenkt das Sellerieöl die Kraft und das Durchhaltevermögen, die Ideen auszuführen und die damit verbundenen Schwierigkeiten zu bewältigen.

Thuja

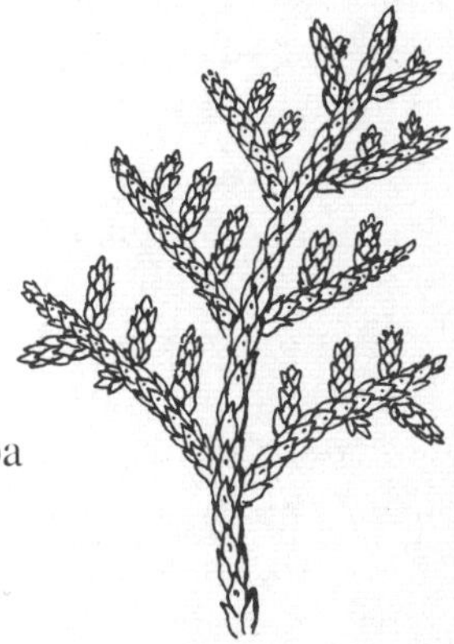

(Vorsichtige Dosierung!)
Pflanzenfamilie: Nadelholzgewächs
Vorkommen: China, Nordamerika, Mitteleuropa
Gewinnung: Wasserdampfdestillation
Pflanzenteile: Blätter

Innere Anwendung:
Kräftigend, harn-, schweiß- und wurmtreibend, auswurffördernd.
Bei Blasenentzündung, Harninfektion, Rheuma, Darmparasiten.

Äußere Anwendung:
Pur auf Warzen gegeben, klingen diese rasch ab.
Gurgeln bei Halsinfektionen.
Psychisch - seelische Wirkungen:
Thujaöl bringt am stärksten und direktesten zu den eigenen Wurzeln zurück. Bei geistiger Verwirrung, Ruhelosigkeit, übermäßiger Betriebsamkeit und Streß führt es unmittelbar zum Innehalten, um auszuruhen und neue Kraft zu schöpfen. Es wirkt wie ein erholsamer Urlaub oder ein tiefer traumloser Schlaf, aus dem man gestärkt zu neuen Taten erwacht.

Thymian

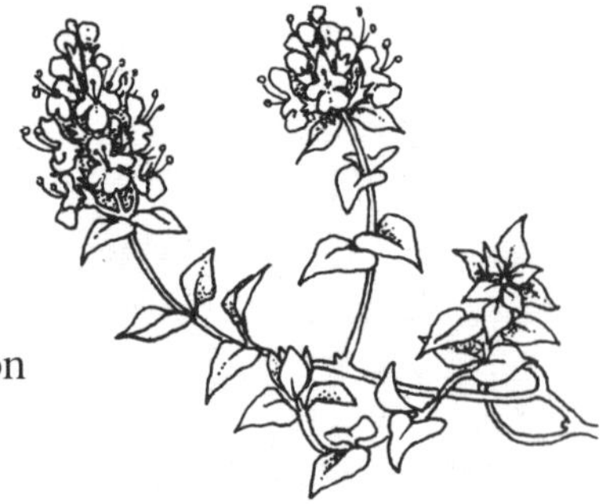

Pflanzenfamilie: Lippenblütler
Vorkommen: Südeuropa
Gewinnung: Wasserdampfdestillation
Pflanzenteile: Blätter und Blüten

Innere Anwendung:
Anregend, desinfizierend, appetitanregend, blutdruckerhöhend, krampflösend, magenstärkend, wurmtreibend.
Bei Nervenschmerzen, Erkältungskrankheiten, Kreislaufstörungen, Lungenerkrankungen, Verdauungsbeschwerden, Magen- und Darminfektionen, Rheuma, Schlaflosigkeit.
Äußere Anwendung:
Als Verdunstung besonders stark antiseptisch und bakterizid wirkend. Kompresse bei infizierten Wunden. Einreibung und Bad bei Rheuma. Gurgeln bei Hals- und Zahnfleischentzündungen.
Pur auf Herpesbläschen, Pickel und Insektenstiche auftragen.
Psychisch-seelische Wirkungen:
Geistig stimulierend, intelligenzfördernd, nervenstärkend.
Thymianöl schenkt einen starken Willen und den Mut, ihn in Handlungen umzusetzen. Dazu Wärme und Mitgefühl für andere Menschen, so daß der Wille sich dann nicht hart und grausam manifestiert, sondern zum Wohle des Ganzen.

Vetiver

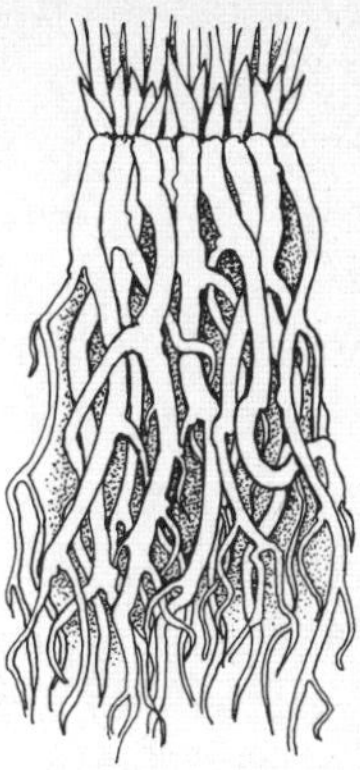

Pflanzenfamilie: Graspflanze
Vorkommen: Indien, Indonesien
Gewinnung: Wasserdampfdestillation
Pflanzenteile: Wurzel

Innere Anwendung:
Antiseptisch, verdauungsfördernd, nervenstärkend.
Bei Schlaflosigkeit, nervösen Spannungen, Unterkühlung.
Äußere Anwendung:
Bringt, als Kompresse aufgetragen, rasche Heilung bei infizierten, brandigen Wunden. Wirkt glättend und beruhigend bei irritierter Haut. Balsamisches Entspannungsbad.
Psychisch-seelische Wirkungen:
Ausgleichend, heitere Gelassenheit und Toleranz schenkend.
Vetiveröl schenkt einem Menschen, der sich selber und anderen kaum etwas gönnt, die Großzügigkeit zurück, sich selbst und anderen Wohlleben und Genießen „zu gönnen". Es beschwichtigt Zweifel und Sorgen und glättet die aufgepeitschten Wogen der Seele.

Wacholder

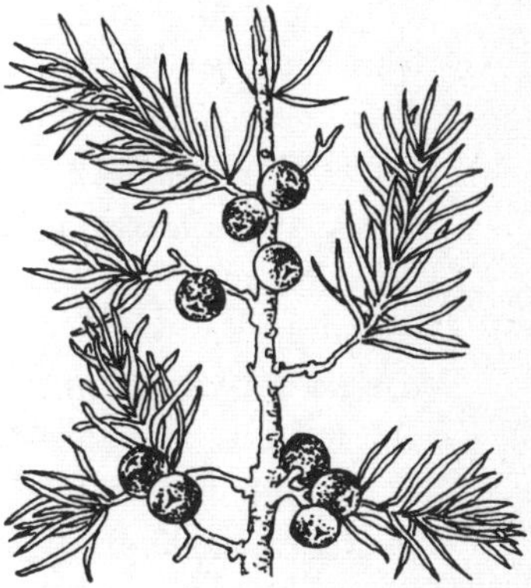

Pflanzenfamilie: Zypressengewächse
Vorkommen: ganz Europa, Nordamerika
Gewinnung: Wasserdampfdestillation
Pflanzenteile: Blätter und Früchte

Innere Anwendung:
Belebend, anregend, Harnsäure lösend, antiseptisch, magenstärkend, blutreinigend, schlaffördernd, wassertreibend.
Bei Erkältungskrankheiten, Blaseninfektionen, Atemwegsbeschwerden, Hämorrhoiden, Rheuma, Harnwegsinfektionen, Diabetes, Harn-

steinen, Arterienverkalkung, Darminfektionen.
Äußere Anwendung:
Zur Aknebehandlung, bei Hautentzündungen.
Bade- oder Massageöl bei Arthritis und Rheuma und Cellulite.
Inhalation bei Entzündung der Atemwege, Husten, Erkältung und Grippe.
Psychisch-seelische Wirkungen:
Wacholderöl gibt innere Stärke und Zuversicht und hilft an den Tagen, wo nichts klappt und man am liebsten alles hinwerfen würde. Es hilft uns, Emotionen loszulassen, die uns abhängig machen. Das Gefühlsleben verliert seine „krankhafte" Dominanz und gliedert sich wieder als Teil in den gesamten Seelenhaushalt ein. Es reinigt die Gefühlswelt, wenn man von anderen Menschen „schlechte" Schwingungen abbekommen hat.

Weihrauch

Pflanzenfamilie: Balsambaumgewächse
Vorkommen: Indien, Afrika
Pflanzenteile: Harz

Innere Anwendung:
Antiseptisch, adstringierend, sedativ.
Bei Bronchitis, Husten, Kehlkopfentzündung, Atemwegsinfektionen, Erkältungskrankheiten.
Äußere Anwendung:
Zur Heilung von eiternden und entzündeten Wunden. Zur Hautpflege bei alternder Haut. Verdampfung zur Meditation.
Psychisch-seelische Wirkungen:
Das Weihrauchöl schlägt eine Brücke von der materiellen zur spirituellen Welt. Es öffnet die Seele für größere Zusammenhänge und schenkt Staunen und Ehrfurcht vor dem „Wunder Leben".
Unentschlossenheit und Zukunftsängste verschwinden immer mehr, zurück bleibt ein „heiliges" Verstehen.

Wermut

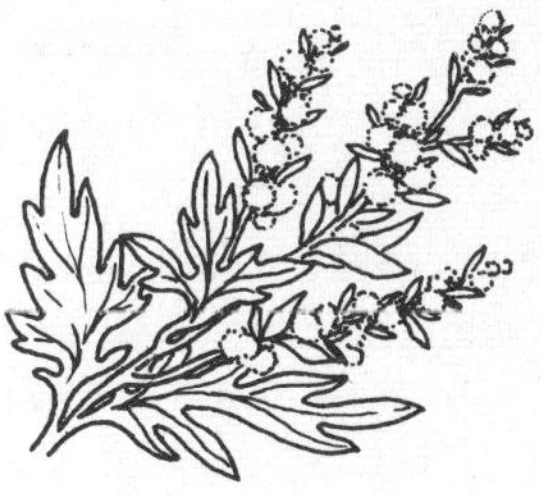

Pflanzenfamilie: Korbblütler
Vorkommen: Mitteleuropa
Gewinnung: Wasserdampfdestillation
Pflanzenteile: Kraut

Innere Anwendung:
Entzündungshemmend, desinfizierend, appetitanregend, magenstärkend, menstruationsfördernd.
Bei schlechter Durchblutung, Durchfall, Magen- und Darminfektion, Koliken, Krämpfen, Rheuma, Darmparasiten.
Äußere Anwendung:
Zum Massageöl als durchblutungsförderndes Mittel. Bei Pilzerkrankungen der Haut. Gurgeln bei Mund- und Rachenentzündungen.
Psychisch-seelische Wirkungen:
Für die tiefe Nacht der Seele, wenn die Seele so stark überlastet war, daß sie sich total isoliert hat. Wermutöl regt den gesamten Fluß der Lebensenergie durch seine konzentrierte Kraft wieder an.
Die Bitterkeit im Wermut führt - analog zu den Gesetzen der Homöopathie - wieder heraus aus Dunkelheit, Verbitterung, hin zu Sonne und Süße des Lebens.

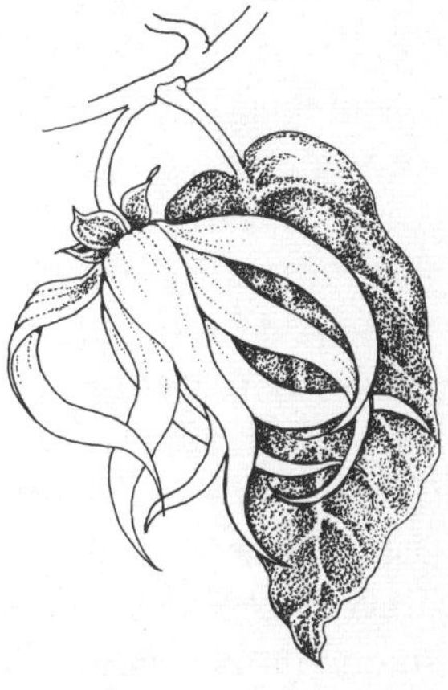

Ylang-Ylang

Pflanzenfamilie: Magnoliengewächse
Vorkommen: Indien, Philippinen, Komoren
Gewinnung: Wasserdampfdestillation
Pflanzenteile: Blüten

Innere Anwendung:
Beruhigend, blutdrucksenkend, aphrodisisch, antiseptisch.
Bei Schlaflosigkeit, Nervosität, Impotenz, Darminfektion.

Äußere Anwendung:
Zur Gesichtspflege bei fetter Haut. Als Verdampfung zum Entspannen und Träumen. Als Badezusatz.
Psychisch-seelische Wirkungen:
Ylang-Ylang-Öl schenkt Geborgenheit und Vertrauen. Das Gefühl, sich vollkommen fallen lassen zu können. Es öffnet die Schranken, hinter denen oft die Emotionen eingesperrt sind, Freude, Tränen, alles kann wieder fließen, für alles ist plötzlich Raum und Möglichkeit da. Die Stimmung wird heller, leichter, ausgelassener, manchmal sogar euphorisch; das Leben wird zum Spiel, zu einem in allen Farben schillernden Regenbogen.

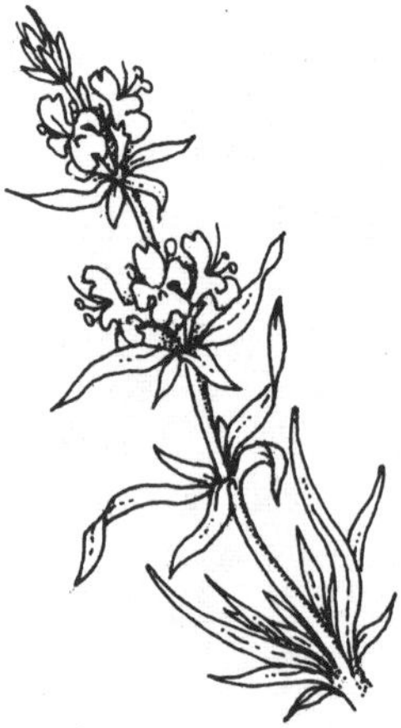

Ysop

Pflanzenfamilie: Lippenblütler
Vorkommen: Mitteleuropa
Gewinnung: Wasserdampfdestillation
Pflanzenteile: Blätter und Blüten

Innere Anwendung:
Beruhigend, entzündungshemmend, verdauungsfördernd, auswurffördernd, Nervensystem anregend, blutdrucksteigernd, magenstärkend, wurmtreibend.
Bei Husten, Erkältungen, Halsentzündung, Magenbeschwerden, Asthma, Heuschnupfen, Appetitlosigkeit, Rheuma, Harnsteinen.
Äußere Anwendung:
Wundheilend als Waschung oder Kompresse.
Bei Ekzemen und Geschwüren.
Als Verdunstung bei Infektionskrankheiten.
Psychisch-seelische Wirkungen:
Wenn die Seele in äußerer und innerer Kälte erstarrt, hilft Ysopöl, das Eis zu schmelzen und die Wärme des eigenen Herzens wieder zu spüren und nach außen zu geben.

Wermut

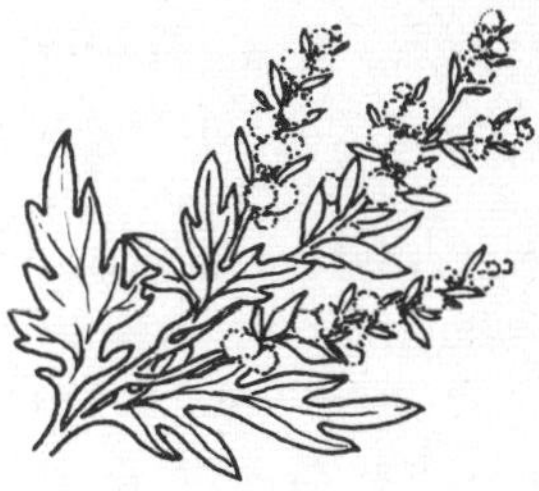

Pflanzenfamilie: Korbblütler
Vorkommen: Mitteleuropa
Gewinnung: Wasserdampfdestillation
Pflanzenteile: Kraut

Innere Anwendung:
Entzündungshemmend, desinfizierend, appetitanregend, magenstärkend, menstruationsfördernd.
Bei schlechter Durchblutung, Durchfall, Magen- und Darminfektion, Koliken, Krämpfen, Rheuma, Darmparasiten.
Äußere Anwendung:
Zum Massageöl als durchblutungsförderndes Mittel. Bei Pilzerkrankungen der Haut. Gurgeln bei Mund- und Rachenentzündungen.
Psychisch-seelische Wirkungen:
Für die tiefe Nacht der Seele, wenn die Seele so stark überlastet war, daß sie sich total isoliert hat. Wermutöl regt den gesamten Fluß der Lebensenergie durch seine konzentrierte Kraft wieder an.
Die Bitterkeit im Wermut führt - analog zu den Gesetzen der Homöopathie - wieder heraus aus Dunkelheit, Verbitterung, hin zu Sonne und Süße des Lebens.

Ylang-Ylang

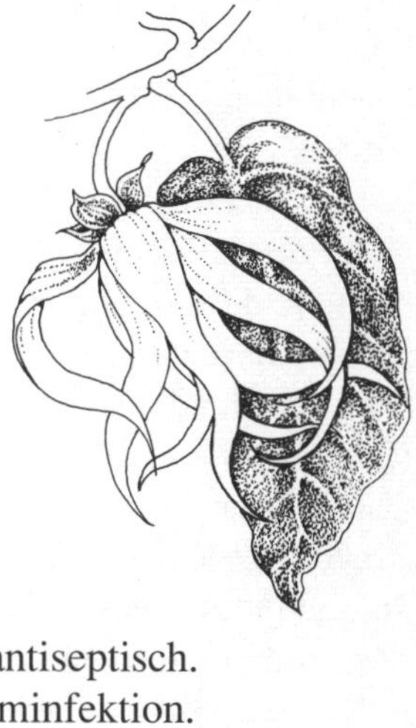

Pflanzenfamilie: Magnoliengewächse
Vorkommen: Indien, Philippinen, Komoren
Gewinnung: Wasserdampfdestillation
Pflanzenteile: Blüten

Innere Anwendung:
Beruhigend, blutdrucksenkend, aphrodisisch, antiseptisch.
Bei Schlaflosigkeit, Nervosität, Impotenz, Darminfektion.

Äußere Anwendung:
Zur Gesichtspflege bei fetter Haut. Als Verdampfung zum Entspannen und Träumen. Als Badezusatz.
Psychisch-seelische Wirkungen:
Ylang-Ylang-Öl schenkt Geborgenheit und Vertrauen. Das Gefühl, sich vollkommen fallen lassen zu können. Es öffnet die Schranken, hinter denen oft die Emotionen eingesperrt sind, Freude, Tränen, alles kann wieder fließen, für alles ist plötzlich Raum und Möglichkeit da. Die Stimmung wird heller, leichter, ausgelassener, manchmal sogar euphorisch; das Leben wird zum Spiel, zu einem in allen Farben schillernden Regenbogen.

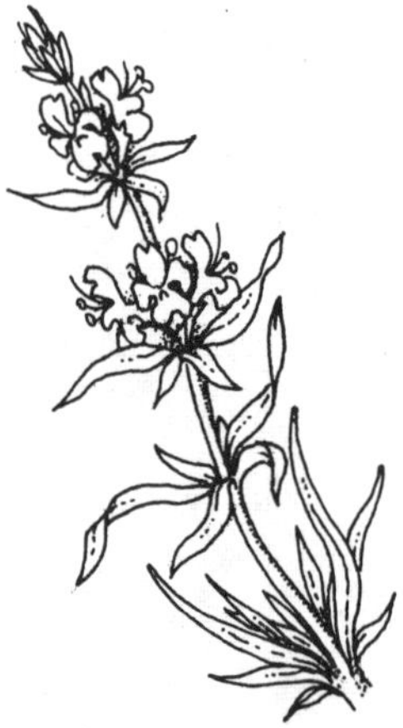

Ysop

Pflanzenfamilie: Lippenblütler
Vorkommen: Mitteleuropa
Gewinnung: Wasserdampfdestillation
Pflanzenteile: Blätter und Blüten

Innere Anwendung:
Beruhigend, entzündungshemmend, verdauungsfördernd, auswurffördernd, Nervensystem anregend, blutdrucksteigernd, magenstärkend, wurmtreibend.
Bei Husten, Erkältungen, Halsentzündung, Magenbeschwerden, Asthma, Heuschnupfen, Appetitlosigkeit, Rheuma, Harnsteinen.
Äußere Anwendung:
Wundheilend als Waschung oder Kompresse.
Bei Ekzemen und Geschwüren.
Als Verdunstung bei Infektionskrankheiten.
Psychisch-seelische Wirkungen:
Wenn die Seele in äußerer und innerer Kälte erstarrt, hilft Ysopöl, das Eis zu schmelzen und die Wärme des eigenen Herzens wieder zu spüren und nach außen zu geben.

Zedernholz

Pflanzenfamilie: Konifere
Vorkommen: Mitteleuropa, Mittel- und Nordamerika
Gewinnung: Wasserdampfdestillation
Pflanzenteile: Holz

Innere Anwendung:
Nervenberuhigend, kräftigend, entzündungshemmend. Bei Atem- und Harnwegsinfektionen, Nervenschmerzen, Hautentzündungen.
Äußere Anwendung:
Kompresse oder Bad bei Hauterkrankungen. Wirkt sehr balsamisch, beruhigend.
Zugabe zum Rasierwasser.
Psychisch-seelische Wirkungen:
Wirkt kräftigend und beruhigend, bei starker Nervosität und „Aufgekratztsein".
Zedernholzöl wirkt durch sein balsamisches Element stark lindernd auf alle seelischen Schmerzen. Bestens geeignet für sehr dünnhäutige Seelen, die in der materiellen, oft rauhen, Welt einen zusätzlichen Schutz benötigen.

Zitrone

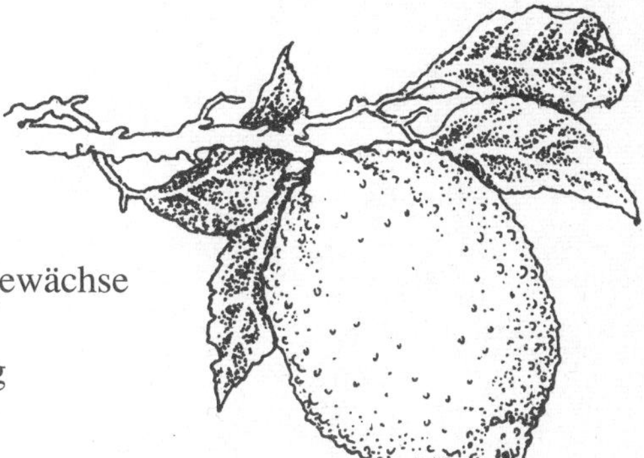

Pflanzenfamilie: Rautengewächse
Vorkommen: Südeuropa
Gewinnung: Kaltpressung
Pflanzenteile: Schale

Innere Anwendung:
Blutreinigend, blutstillend, blutdrucksenkend, antibakteriell, weiße Blutkörperchen aktivierend, fiebersenkend, herzstärkend, entschlakkend.
Bei Arthritis, Rheuma, Blutarmut, Appetitlosigkeit, Halsschmerzen,

Infektionskrankheiten, Leber- und Gallenleiden, Verdauungsbeschwerden, Krampfadern, Venenentzündungen.
Äußere Anwendung:
Auf blutende Wunden getropft, stoppt die Blutung.
Auf Warzen, bringt diese zur schnellen Rückbildung.
Zum Gurgeln bei Mundentzündungen.
Verdampfen zur Erfrischung und Reinigung der Raumluft.
Zur Pflege fetter, unreiner Haut.
Psychisch-seelische Wirkungen:
Wenn man sich seelisch schwer und unbeweglich fühlt und das Gefühl der Freiheit verloren hat, kann Zitronenöl etwas von der ursprünglichen Leichtigkeit und Frische zurückgeben. Zitronenöl reinigt und erfrischt die Seele.

Zypresse

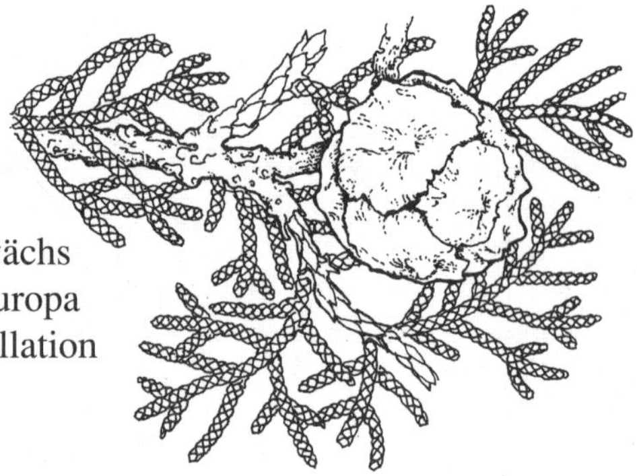

Pflanzenfamilie: Zypressengewächs
Vorkommen: Mittel- und Südeuropa
Gewinnung: Wasserdampfdestillation
Pflanzenteile: Blätter

Innere Anwendung:
Adstringierend, krampflösend, schweißhemmend, nervenstärkend, venenstärkend, harntreibend.
Bei Hämorrhoiden, Krampfadern, Durchfall, Grippe, Menstruationsbeschwerden, Rheuma, Husten, Heiserkeit.
Äußere Anwendung:
In Cellulitepräparaten.
Bei Fettiger Haut.
Zur Behandlung von Hämorrhoiden.
Psychisch-seelische Wirkungen:
Zypressenöl hilft der Konzentrationsfähigkeit, sich auf das Wesentliche zu beschränken und nicht in der riesigen Vielfalt von Eindrücken unterzugehen. Es schenkt den Glauben an sich selbst zurück, an die Einzigartigkeit jedes Einzelnen.

Tabelle der seelischen Wirkungen

	Depression	Verwirrung	Einsamkeit	Eifersucht	Wut und Haß	Minderwert	Selbstbestrafung	Negatives Denken	Fanatismus	Zweifel	Nervöse Spannung	Antriebsschwäche	Entscheidungslosigkeit	Wankelmut	Gebrochenes Herz	Pessimismus	Existenzangst	Sorgen	Resignation	Verbitterung	Unerfüllte Sehnsucht	Unterdrückte Gefühle	Verlorenes Gleichgewicht	Überaktivität
Angelika					●		●		●					●			●			●				●
Baldrian				●	●						●													●
Bergamotte						●		●						●		●		●			●		●	
Bohnenkraut										●		●										●		
Eukalyptus		●							●				●											
Fenchel										●							●					●		●
Geranium				●		●		●							●			●	●		●			
Honig			●								●				●		●			●			●	
Ingwer			●									●												
Jasmin	●			●							●				●	●			●	●	●			●
Kamille			●		●						●				●		●							
Kardamom										●		●										●		
Lavendel	●										●							●					●	
Lemongras	●							●				●	●			●		●						
Melisse					●			●			●					●								
Origanum										●		●										●		
Pfefferminze					●				●															
Rose	●			●							●				●		●		●	●	●			
Rosmarin		●											●											
Salbei		●																●						
Sandelholz						●	●							●										
Thuja						●								●			●							
Wacholder						●								●			●							
Wermut					●				●					●			●			●				●
Ylang-Ylang	●			●	●						●				●	●			●	●	●		●	●
Zitrone	●							●				●	●			●								

Nachwort

Nach dieser Einführung in die Welt der Düfte öffent sich ein weites Feld von Riecherfahrungen. Ich wünsche jedem, daß er von jetzt an, immer mehr seiner eigenen Nase nach lebt und sich mit viel Freude durchs Leben riecht!

Für Fragen, Probleme und Adressen von Bezugsquellen wenden Sie sich bitte an **Buntspecht Naturwarengroßhandel, Bahnhofstraße 4a, 8074 Gaimersheim.**

Literaturverzeichnis

Abdullah H.A., Die Heilkunst der Sufi
Dorstewitz H., Dr. med., Erkältungen und Grippe natürlich behandeln
Eckstein R.A., Dr., Biokosmetik - Aus Forschung und Praxis, Oberasbach 1986
Faber Stephanie, Das Rezeptbuch für Naturkosmetik, München 1987
Faber Stephanie, Hobbykurs Kosmetik, München 1985
Faber Stephanie, Natürlich schön, München 1987
Faber Stephanie, Aloe vera, München 1988
Fischer-Rizzi Susanne, Dufterlebnisse, Isny 1987
Greiter Franz, Aktuelle Technologie in der Kosmetik, Heidelberg 1986
Greiter Franz, Moderne Kosmetik, Heidelberg 1985
Gümbel Dietrich, Ganzheitsmedizinische Hauttherapie mit Heilkräuteressenzen, Heidelberg 1984
Guyton Anita, Naturkosmetik selbstgemacht
Heinen-Greubel Ingrid, Wesen und Anwendung duftender Essenzen, Berlin 1988
Heinz Ulrich J., Das Handbuch der modernen Pflanzenheilkunde, Freiburg 1984
Henglein Martin, Die heilende Kraft der Wohlgerüche, München 1985
Hörster H., Rücker G., Phytochemistry 16, 1977
Janistyn Hugo, Handbuch der Kosmetika und Riechstoffe, Band I und Band III, Heidelberg 1969
Jellinek Paul, Die psychologischen Grundlagen der Parfümerie, Untersuchungen über die Wirkung von Gerüchen auf das Gefühlsleben, Heidelberg 1965
Kamlah Elli-Ruth, Duftpflanzen, Hannover 1981
Karl Josef, Gesund durch natürliche Lebensweise
Karsten Herrmann, Duft-Farb-Ton-Therapie, Heidelberg 1983
Kettenring M. u. T., Neue Küche mit natürlichen Aromen, Isny 1987
Krack Niels, Nasale Reflex-Therapie mit ätherischen Ölen, Heidelberg 1987
Krumm-Heller Arnold, Osmologische Heilkunde, die Magie der Duftstoffe, Berlin 1955
Kubeczka Karl-Heinz, Ätherische Öle, Analytik, Physiologie, Zusam-

mensetzung, Stuttgart - New York 1982
Lauda Edith, Dr., Gesundheitskosmetik, Wien-München 1978
Merkel Dieter, Riechstoffe, Berlin 1972
Müller Arno, Die physiologischen und pharmakologischen Wirkungen der ätherischen Öle, Riechstoffe und verwandten Produkte, Heidelberg 1963
Price Shirley, Praktische Aromatherapie, 1988
Pütz Jean und Niklas, Cremes und sanfte Seifen (Hobbythek), Köln 1986
Rothe Manfred, Handbuch der Aromaforschung, Berlin 1978
Schrödter Willy, Geheimnisse der Düfte - Farben - Töne, Freiburg 1963
Schwedt, G., Dr. Prof., Chromatographische Trennmethoden, Siegen 1979
Shree Rajneesh, Esoterische Psychologie, Poona
Stead Christine, Aromatherapie, Heilen mit ätherischen Ölen, Düsseldorf 1987
Stüttgen Günter, Die normale und pathologische Physiologie der Haut, Stuttgart 1965
Tisserand Maggie, Die Geheimnisse der wohlriechenden Essenzen, Haldenwang 1987
Tisserand Robert, Heilung durch Duftstoffe, Freiburg 1980
Träger Lothar, Chemie in der Kosmetik, Heidelberg 1986
Valnet Jean, Dr., Aromatherapie, München 1988
Waniorek Linda, Naturkosmetik für jeden, München 1986
Wiedemann Fritz, Dr., Biologisch leben - biologisch heilen

Liebeszauber mit ätherischen Ölen

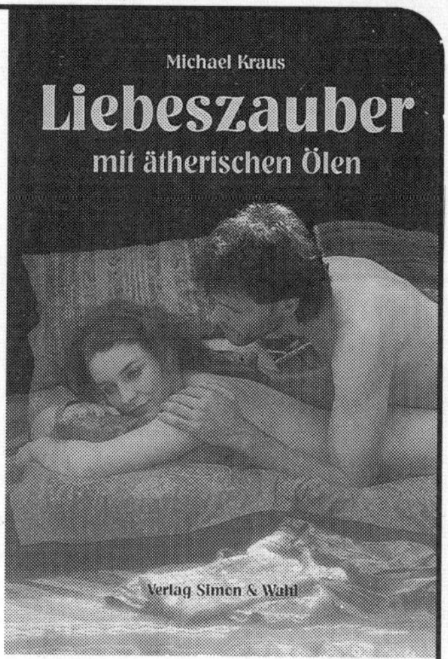

M. Kraus
„Liebeszauber
mit ätherischen Ölen"
ISBN 3-923330-31-6,
92 Seiten, 16,80 DM

Dieses Buch soll helfen, unsere fünf Sinne wieder neu zu entdecken, und so zu einer neuen Sinnlichkeit zu finden, genauer gesagt, diesen verschütteten Schatz wieder zu heben. Die einzelnen aphrodisisch wirkenden Essenzen werden eingehend beschrieben. Im praktischen Teil erscheinen umfangreiche Rezepturen zum **Genießen, Betören** und **Verführen**: Liebesöle, verführerische Parfums, sinnliche Cremes, magische Liebeszaubereien, erotisierende Kissen, schmeichelnd beduftete Bettwäsche und Dessous, Baderituale und vieles mehr erwarten den interessierten Leser dieses Buches.

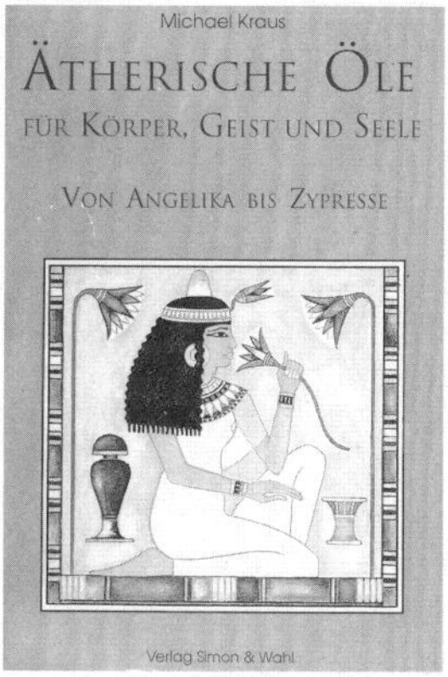

M. Kraus
„Ätherische Öle
für Körper, Geist und Seele"
ISBN 3-923330-16-2,
133 Seiten, 16,80 DM

Lexikon mit 118 verschiedenen Ölen

Das Buch von Michael Kraus ist dem Geruchssinn gewidmet, der bisher zu Unrecht weit hinter den anderen menschlichen Sinnen zurückstand. Es werden zum ersten Mal 118 verschiedene Öle vorgestellt und umfassend besprochen. Das Buch bietet eine wertvolle Hilfe für jeden, der sich ausführlich über die verschiedenen ätherischen Öle und ihre körperlichen und seelischen Wirkungen informieren will.

Verlag Simon & Wahl

Bahnhofstr. 4 a • 8074 Gaimersheim

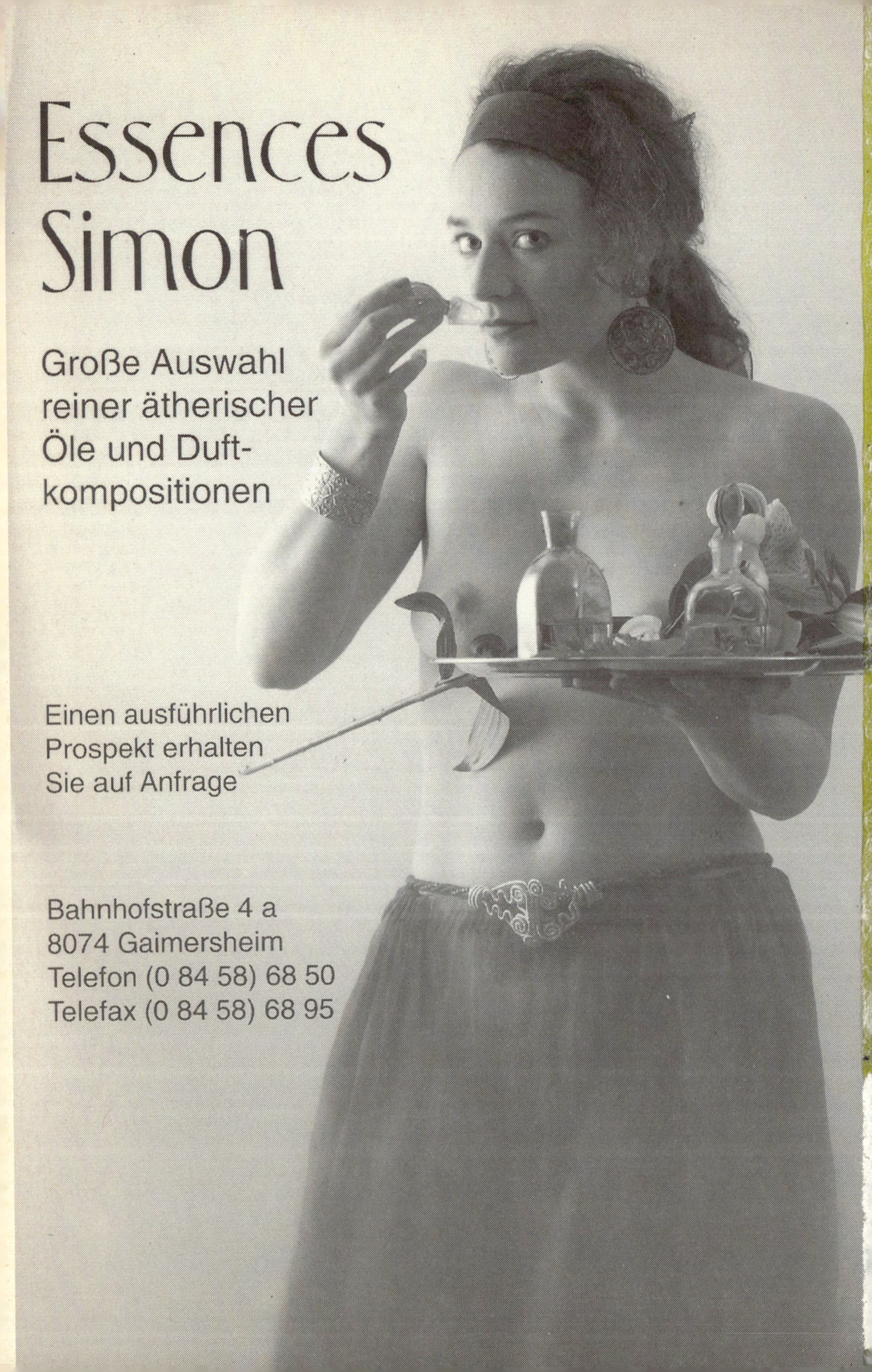
Essences
Simon
Große Auswahl
reiner ätherischer
Öle und Duft-
kompositionen
Einen ausführlichen
Prospekt erhalten
Sie auf Anfrage
Bahnhofstraße 4 a
8074 Gaimersheim
Telefon (0 84 58) 68 50
Telefax (0 84 58) 68 95